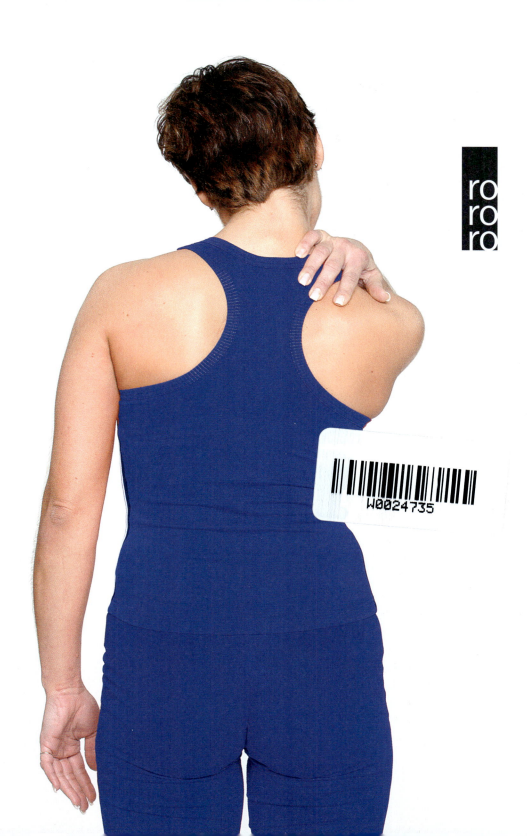

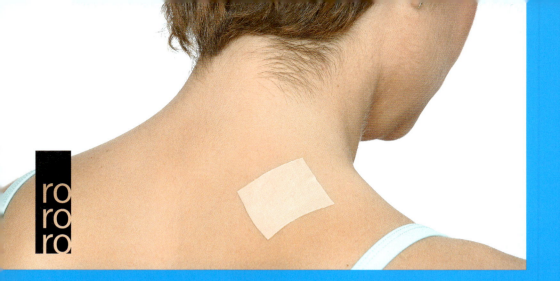

rororo sport
Herausgegeben von Bernd Gottwald

Hans-Dieter Kempf
Dr. Marco Gassen
Christian Ziegler

Schnellhelfer Rückenschmerz

Einfach und wirksam Beschwerden lindern
Langfristig schmerzfrei bleiben
Mit großem Selbst-Check

Rowohlt Taschenbuch Verlag

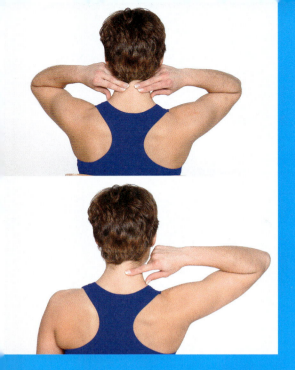

Inhalt

4. Auflage Februar 2015
Originalausgabe
Veröffentlicht im
Rowohlt Taschenbuch Verlag,
Reinbek bei Hamburg, August 2005
Copyright © 2005 by
Rowohlt Verlag GmbH,
Reinbek bei Hamburg
Fotos Horst Lichte
Grafik auf Seite 123 Focks/Hillenbrand:
Leitfaden Traditionelle Chinesische
Medizin, 3. Auflage 2001
© Urban & Fischer Verlag München
Umschlaggestaltung any.way,
Andreas Pufal
(Foto: imageDJ)
Reihenlayout Christine Lohmann
Satz Caecilia und Helvetica PostScript
(In Design)
bei KCS GmbH, Buchholz/Hamburg
Druck und Bindung
CPI – books GmbH, Leck, Germany
ISBN 978 3 499 61680 8

Hinweis: Wie jede Wissenschaft ist die Medizin ständigen Entwicklungen unterworfen, insbesondere was Behandlung und medikamentöse Therapie anbelangt. Soweit in diesem Werk eine Dosierung oder eine Applikation erwähnt wird, darf der Leser zwar darauf vertrauen, dass Autoren, Herausgeber und Verlag große Sorgfalt darauf verwandt haben, dass diese Angabe dem Wissensstand bei Fertigstellung des Werkes entspricht. Für Angaben über Dosierungsanweisungen und Applikationsformen kann vom Verlag jedoch keine Gewähr übernommen werden.

Vorwort 7

Schmerzen der Halswirbelsäule, des Nackens und der Schulter 9

Verspannungen und Verhärtungen an der Halswirbelsäule 12
Schmerzhafte Bewegungssteife und eingeschränkte Beweglichkeit der Halswirbelsäule 18
Ausstrahlende Schmerzen in den Arm, Einschlafen der Hände oder Finger 25
Kopfschmerzen, Schwindel oder Ohrgeräusch 34

Schmerzen der Brustwirbelsäule und der Rippen 41

Schmerzen der Lendenwirbelsäule, des Beckens und der Hüfte 49

Verhärtete und verkrampfte Muskeln im Lendenbereich 50

In die Beine ausstrahlende Schmerzen, Einschlafen der Beine oder Füße 60

Übungen zur Selbsthilfe 67

Selbsthilfe im Detail 111

Wärmeanwendungen 113
Kälteanwendungen 118
Lagerung 119
Akupressur 121
Triggerpunktmassage 124
Bewegung 125
Entspannungsmethoden 130
Massagen 133
Schmerzmittel – Schulmedizin, Naturheilmittel oder Homöopathie? 135
Vorbereitung für den Arztbesuch 139

Literaturverzeichnis 141
Die Autoren 143

Vorwort

Rückenschmerz – manchmal kommt er überfallartig, manchmal schleicht er sich langsam an, aber kaum jemand ist davor gefeit. Nicht einmal wir Fachleute. Nur: Wir können uns oft selbst helfen. Doch warum sollte unser Vorteil nicht auch Ihnen nutzen? Warum soll unser Wissen nicht jeden in die Lage versetzen, selbst Maßnahmen zur ersten Hilfe zu ergreifen? Und: Wiederkehrende und chronische Rückenschmerzen führen zu einer erheblichen Einschränkung der Lebensqualität. Deshalb ist es wichtig, schon früh richtig zu reagieren. Rückzug und Entlastung können in der akuten Phase zu einem Abklingen der Schmerzen beitragen, auf Dauer schwächen sie aber den Rücken. Um chronische Beschwerden zu vermeiden, müssen Sie deshalb schon bei beginnenden Schmerzen aktiv sein. Selbst bei starken Schmerzen gibt es kleine Anwendungen und Übungen, die den Rücken unterstützen und zu einem schnellen Abklingen der Schmerzen beitragen. Genau aus dieser Idee heraus ist der vorliegende **Schnellhelfer Rückenschmerz** geboren. Wir geben Ihnen darin einfache und unbedenkliche Möglichkeiten der Selbstuntersuchung und der Selbsthilfe an die Hand, die aus der **Orthopädie**, der **Physiotherapie**, der **Osteopathie**, der **chinesischen Medizin**, der **Naturheilkunde** und der **Sporttherapie** stammen und mit denen Sie eigenhändig die Symptome angehen können.

Doch das ist nicht alles. Ein weiteres Anliegen ist eine bessere Selbstwahrnehmung. Dadurch lernen Sie, Ihre Beschwerden differenzierter zu betrachten, einen eventuellen Zusammenhang mit Ihrer Umwelt herzustellen und gegebenenfalls sogar den Ursachen auf die Spur zu kommen. Sie können dann besser mit Rückenschmerzen umgehen und schon früh auf erste Anzeichen reagieren. Mit diesen Erkenntnissen helfen Sie auch Ihrem Arzt oder Therapeuten bei der Einordnung Ihrer Schmerzen.

Das Buch gliedert die Symptome nach dem Ort des Auftretens in
- Halswirbelsäule, Nacken und Schultern,
- Brustwirbelsäule und Rippen,
- Lendenwirbelsäule, Becken und Hüfte.

Zunächst werden die **Symptome** beschrieben, dann folgen eine An-

leitung zu einem kleinen **Selbstcheck** und eine Auflistung möglicher **Ursachen**. Danach zeigen wir Ihnen Maßnahmen, «was sie selbst tun können», aber auch weiterführende Übungen und Hinweise, «was der Arzt tun kann», nicht zu vergessen, «wann Sie den Arzt aufsuchen sollten».
Denn der «Schnellhelfer Rückenschmerz» ist zwar eine Anleitung zur Selbsthilfe, aber kein Ersatz für einen Arztbesuch oder eine medizinische Behandlung.
Am Ende des Buches beschreiben wir einige Übungen und Selbsthilfemaßnahmen im Detail.
Noch ein Rat: Geraten Sie bei Rückenschmerzen nicht in Panik. Sie fördern sonst einen unheilvollen Kreislauf, der damit beginnt, dass Sie bei auftretenden Schmerzen verkrampfen. Um den Schmerz zu vermeiden, nehmen Sie unwillkürlich eine Schonhaltung ein, die Ihr Bewegungssystem aber einseitig belastet – was wiederum neuerliche Verspannungen verursacht. Mit den «Erste-Hilfe-Maßnahmen» können Sie diesen Kreislauf bereits in der Frühphase durchbrechen.
Übrigens führt schon allein die Angst vor wiederkehrenden Schmerzen zu einer Schonhaltung, bis hin zur Unbeweglichkeit. Doch Unbeweglichkeit vermindert in Ihrem Bewegungssystem die Stoffwechselvorgänge, wodurch wiederum Schmerzen und Verspannungen entstehen können. Der Zusammenhang zwischen Psyche und Körper wird hier also ganz offensichtlich.
Gerade deswegen ist eine positive Einstellung wichtig – auch wenn Ihnen im ersten Moment gar nicht danach ist. Untersuchungen haben nämlich ergeben, dass Menschen, die positiv und **aktiv mit ihrem Rückenschmerz umgehen**, weniger leiden, eine schnellere Besserung verspüren und langfristig weniger Beschwerden haben.
Nutzen Sie die Chance, Ihre Wirbelsäule und Ihren Körper schnell wieder leistungsfähig zu machen. Abschließend möchten wir allen danken, die am Zustandekommen dieses Buches mitgewirkt haben: Sandra Bartels für ihre Geduld als Model; Manuela Dahlinger, Sibylle Dornseiff und Prof. Dr. med. Erich Schmitt, Dr. Ulf König, Dr. Alex Schmid, Tilo Späth für ihre Korrekturen; der Firma engelhorn sports (Mannheim) für die Bekleidung; der Firma sportomed reha für die Bereitstellung der Räumlichkeiten; Horst Lichte für die exzellenten Aufnahmen und «Scotty» Gottwald von Rowohlt für seine Idee zu diesem Buch.

Die Autoren

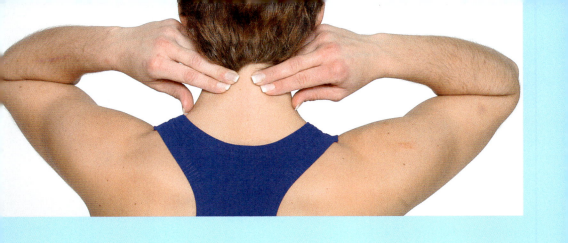

Schmerzen der Halswirbelsäule, des Nackens und der Schulter

Nackenschmerzen und Verspannungen im Schulter-Hals-Bereich sind die häufigsten Symptome bei Beschwerden der oberen Wirbelsäule. Manchmal entstehen dabei auch vom Nacken ausstrahlende Schmerzen in den Arm oder in die Finger. Hierbei kann es zu Gefühlsstörungen der Finger oder auch zum Einschlafen der ganzen Hand kommen. Ebenso können Ausstrahlungen vom Nacken in den Hinterkopf auftreten, die manchmal mit Schwindel, Kopfschmerzen oder Ohrgeräusch verbunden sind. Häufiges Symptom ist neben dem Schmerz oftmals die eingeschränkte Beweglichkeit des Kopfes, sodass das Drehen und der Blick zur Seite oder nach hinten schmerzhaft ist oder aber nicht mehr vollständig durchgeführt werden kann. Selbst Symptome, die zunächst nicht mit Nackenschmerzen verbunden sind, lassen sich manchmal auf Störungen der oberen Wirbelsäule zurückführen. Insbesondere bei Schmerzen des Ellenbogens (Tennisellenbogen, Golferellenbogen) liegt die Ursache der Schmerzen oftmals in einer Störung der Halswirbelsäule.

Damit Sie schnell zu den für Sie wichtigen Hilfsmöglichkeiten gelangen, haben wir die Kapitel zur Halswirbelsäule nach diesen Symptomen geordnet. Im ersten Kapitel finden Sie den Bereich der Muskelverspannungen und Muskelverhärtungen, im zweiten Kapitel gehen wir näher darauf ein, was Sie bei einer eingeschränkten und schmerzhaften Beweglichkeit tun können. Im dritten Kapitel behandeln wir auch Schmerzen, die

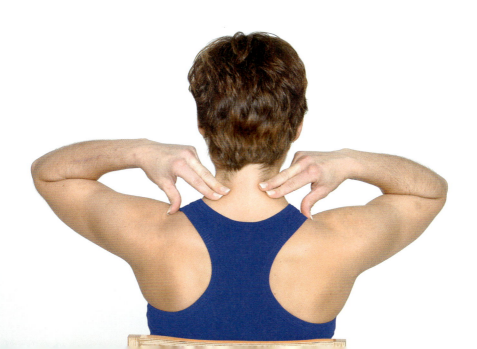

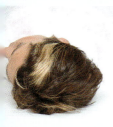 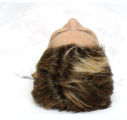 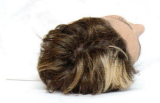

vom Nacken in die Arme ausstrahlen oder zum Einschlafen der Hände und Finger führen. Im letzten Kapitel zur Halswirbelsäule stellen wir Ihnen dann die Möglichkeiten der Selbsthilfe bei Kopfschmerzen, Schwindel und Ohrgeräusch vor.

In jedem Kapitel ist auch eine gezielte Anleitung zur Selbstuntersuchung aufgeführt. Damit Sie Ihre Beschwerden besser einordnen können, kann auch schon jetzt eine kleine Selbstuntersuchung Ihrer Halswirbelsäule und der Schulter- und Nackenmuskulatur hilfreich sein. Streichen Sie einmal mit kreisenden Bewegungen Ihrer Finger von oben nach unten entlang der Halswirbelsäule und spüren Sie, ob dort einzelne Bereiche fest oder verhärtet sind.

Probieren Sie einmal, wie gut Sie den Kopf zur Seite drehen können und ob dies zur einen Seite besser oder schlechter als zur anderen Seite geht.

Genauso können Sie einmal vorsichtig den Kopf ganz nach hinten und nach vorn beugen und mögliche Reaktionen beobachten. Spüren Sie dabei Bewegungseinschränkungen, Schmerzen oder Kribbeln?

Entstehen bei der Untersuchung, der leichten Massage oder der Bewegung ausstrahlende Schmerzen oder Kribbeln?

Verspannungen und Verhärtungen an der Halswirbelsäule

(Med.: Myogelosen oder Muskelhartspann)

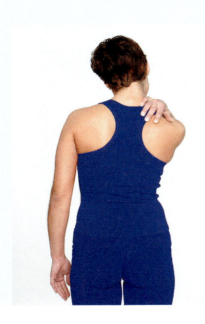

Kleine Anatomie

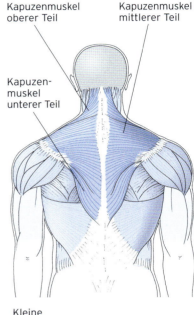

- Kapuzenmuskel oberer Teil
- Kapuzenmuskel mittlerer Teil
- Kapuzenmuskel unterer Teil

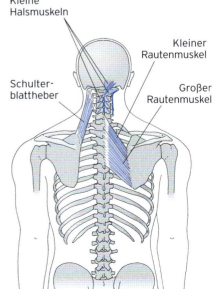

- Kleine Halsmuskeln
- Schulterblattheber
- Kleiner Rautenmuskel
- Großer Rautenmuskel

© Gerda Raichle

Muskelverspannungen und Verhärtungen im Nackenbereich sind die häufigsten Symptome bei Schmerzen in der Region der Halswirbelsäule und des Schultergürtels. Sie sind eine typische Folge von Bewegungsmangel und überwiegend sitzenden Beschäftigungen. Aber auch die zunehmenden Stressbelastungen, hohe Leistungsanforderungen, fehlende oder nur kurze Ruhephasen führen fast automatisch zu Anspannungen dieser Muskeln.

Symptome

Verspannungen und Muskelverhärtungen im Bereich der Halswirbelsäule ziehen sich oftmals bis in die Schulterregion und den oberen Bereich der Brustwirbelsäule. Dies kann mit einem Gefühl der Verspanntheit oder einer nicht ganz freien Beweglichkeit verbunden sein. Manchmal bestehen auch keine offensichtlichen Beschwerden, nur wenn die Muskeln untersucht werden, spürt man dort eine Härte. Erst bei Anspannung oder Druck auf den verhärteten Muskel kommt es dann zum Auslösen von Schmerzen.
Durch die Muskelverspannung kann es auch zu einer Behinderung des Lymphabflusses kommen, wodurch ein Anschwellen der Finger und Hände entsteht.

Selbstcheck

Überprüfen Sie die Muskeln des Halses, indem Sie mit Ihren Händen über den seitlichen Halsbereich und über den hinteren Anteil der Schulter streichen. Durch leichten Druck können Sie dabei die oberflächlichen Muskeln spüren. Bei Muskelverspannungen ist die Muskulatur verhärtet oder schmerzhaft. Durch die vorsich-

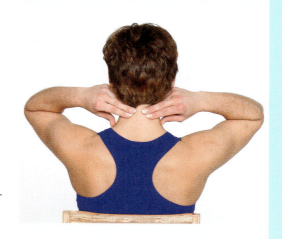

tige, meist als angenehm empfundene Massage lassen sich die verhärteten Bezirke oder Muskelstränge herausfinden.

Mögliche Ursachen

Eine Muskelverspannung ist die Folge der Überreizung eines Muskels, die zu einer Verkrampfung der Muskelfasern führt. Die entstehende Verhärtung des Muskels verliert bei längerem Bestehen oftmals an Schmerzhaftigkeit. Durch diese Dauerspannung des Muskels kommt es dazu, dass die Muskelfasern in diesem Bereich nicht mehr so gut durchblutet werden. Der Stoffwechsel im Muskel ist so stark vermindert, dass ein negativer Kreislauf entsteht, aus dem heraus sich die Verspannung nicht mehr allein lösen kann.

Auslösende Situationen

→ Arbeitsplatz und Sitzposition: Die Nackenmuskulatur neigt durch überwiegend sitzende Tätigkeit zu Verspannungen.
→ Wind und Zugluft: Sie kann sich aber auch durch Zugluft, wie z. B. durch ein offenes Fenster, kalten Wind (besonders nach körperlicher Anstrengung), verspannen.
→ Stress und innere Anspannung: Gerade die Nackenmuskeln, der Schulterblattheber und die vorderen Halsmuskeln reagieren sensibel auf innere Anspannung und Stress, indem sie sich anspannen oder sogar verkrampfen.
→ Falsches Training: Ebenso können Verspannungen durch ein unvorsichtiges oder zu schweres Training (Freihantel), Bankdrücken oder das Heben zu schwerer Gegenstände entstehen.
→ Muskelzerrung: Eine plötzliche Überlastung des Muskels führt zu einer Muskelzerrung (Überdehnung), die wiederum eine Anspannung des Muskels auslöst, um vor einer weiteren Verletzung zu schützen.

Was Sie selber tun können – spezielle Selbsthilfe

Wärme

Sie können durch Wärmeanwendungen wie Auflegen einer Wärmflasche oder eines Kirschkernkissens, lokale Bestrahlungen mit Rotlicht und Wärmelampe die Durchblutung in den verhärteten Muskeln im Nacken verbessern. Probieren Sie auch einmal, die Wärme im Übergang zu den Schultern und im vorderen Halsbereich oder im Bereich des Bauches anzuwenden, oftmals lässt sich so über Reflexe eine Entspannung der Muskulatur erreichen. Alternativ können auch wärmende und durchblutungsfördernde Salben oder Wärmepflaster angewendet werden.

Manuelle Entspannungstechnik

Legen Sie einen Finger mit leichtem Druck auf die schmerzhaften Stellen im Nackenbereich und warten Sie einige Minuten, bis der Muskel sich dadurch entspannt. Dehnen Sie diese Stelle durch ganz leichtes Verschieben der Fingerkuppe. Bitte verschieben Sie

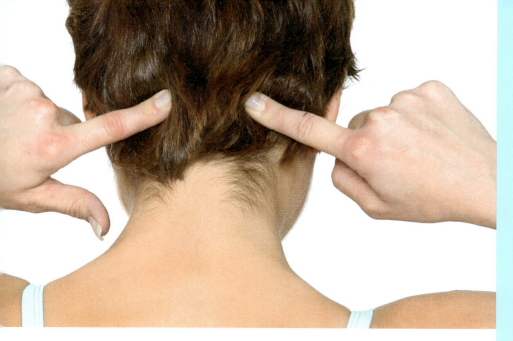

Ihren Finger nur mit einem Hauch an Kraft, da sonst im Körper eine Gegenspannung entsteht und die Verspannung sich verschlimmern kann – weniger ist mehr!

Triggerpunktmassage
Bestimmte Muskeln sind durch Schmerzhaftigkeit oder Steifigkeit auffällig. Wenn Sie mit Ihren Fingern am Muskel entlangtasten, können Sie verhärtete Zonen (= Triggerpunkte) ausfindig machen. Mittels einer Druckmassage können Sie die Symptomatik der Muskeln reduzieren.
Wichtige Triggerpunkte Halswirbelsäule: Riemenmuskel, Kapuzenmuskel, Schulterblattheber.

Entspannung und Visualisierung
Nehmen Sie sich einige Minuten Zeit und lehnen Sie sich entspannt zurück. Noch besser gelingt die Entspannung zumeist im Liegen auf dem Rücken: Konzentrieren Sie sich auf Ihren Atem und spüren Sie das Heben und Senken des Brustkorbes. Versuchen Sie einmal, beim Einatmen die Schultern etwas hochzuziehen, um dann mit jeder Ausatmung die Schultern immer lockerer werden zu lassen. Stellen Sie sich dabei bildlich vor, wie sich durch jedes Ausatmen ein Teil der Verspannung löst und mit der verbrauchten Luft durch die Ausatmung davonfließt.

Schmerzen der Halswirbelsäule, des Nackens, der Schulter

Akupressur
Benutzen Sie die entspannende Wirkung des Akupunkturpunktes «Dü 3», den Sie durch leichte Druckmassage über die Fingerkuppe oder den Fingernagel anregen können. Sie können ihn auch sehr gut während der Bewegungsübungen zur gleichzeitigen Entspannung der Muskulatur einsetzen.

Naturheilmittel und Selbstmedikation
Baldrian, Hopfen und Johanniskraut wirken allgemein entspannend und führen auch zu einer Entspannung der Muskulatur. Als Schmerzmedikamente können leichte Mittel wie ASS, Paracetamol oder niedrig dosiertes Ibuprofen (200 mg) helfen. Bitte informieren Sie sich vorher bei Ihrem Arzt oder Apotheker.

Hilfsmittel
Bei starken Schmerzen kann in den ersten 3 Tagen das Tragen einer Halsbandage sehr entlastend sein, so vermeiden Sie eine weitere Zunahme der schmerzbedingten Verspannungen, und die Bänder und die Muskulatur können sich regenerieren. Bei Muskelverspannungen durch Zugluft oder Kälte können Sie einen Schal oder einen abdeckenden Pullover nutzen.

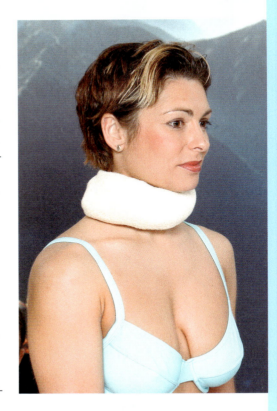

Ausführliche Beschreibungen und weitere Möglichkeiten der Selbsthilfe finden Sie in «Selbsthilfe im Detail» (S. 112 ff.).

Übungen

Durch zusätzliche leichte Dehnungs- und Bewegungsübungen helfen Sie dem Muskel, die Verspannung aufzulösen und die durch den Stoffwechselstau entstandenen Schadstoffe schneller wieder abzutransportieren. Die Durchblutung wird verbessert und die Entspannung der Muskulatur wird gefördert.

→ Traktion im Liegen S. 71
→ Selbstmassage Übergang Kopf und Hals S. 74
→ Ausstreichen der Halswirbelsäule S. 76
→ Funktionsmassage im Bereich Kopfgelenk S. 75
→ Beweglichkeit Halswirbelsäule – Kopfdrehen S. 78
→ Mobilisation Schultergürtel – Schulterbewegungen S. 82
→ Kleine Kopfbewegungen S. 79
→ Beweglichkeit Zwerchfell – Zwerchfelllift S. 90
→ Mobilisation der Rückenmarkshaut und des Nervensystems S. 100
→ Kopf zur Seite drehen S. 81
→ Mobilisation Halswirbelgelenke unter Kompression S. 80
→ Dehnung Kapuzenmuskulatur S. 95
→ Dehnung Schulterblattheber S. 96
→ Dehnung kurze Nackenmuskeln S. 93
→ Dehnung und Entspannung Kiefergelenk S. 94
→ Ansteuerung der vorderen Halsmuskulatur S. 102

Was der Arzt tun kann

In der speziellen ärztlichen Untersuchung kann der geschulte Arzt durch seine Hände die Halswirbelsäule und die Muskulatur genau untersuchen, hier sind besonders die orthopädischen und osteopathischen Untersuchungsmethoden sehr hilfreich. So kann der Arzt entscheiden, ob zusätzliche Untersuchungen wie Röntgen oder Kernspintomographie erforderlich sind. Bei länger bestehenden oder hartnäckigen Verspannungen kann der Arzt z. B. mit Akupunktur oder durch eine Injektion (Spritzenbehandlung) die Verspannung lösen. Zur Stabilisierung empfiehlt sich anschließend eine spezielle Physiotherapie. Auch Reizstrom, Massagen und Wärmeanwendungen mit heißer Rolle, Fango- oder Paraffinpackungen können die Muskelentspannung fördern. Nur in seltenen Fällen sind auch Medikamente oder lokale Cortisonspritzen erforderlich. Die Besprechung der möglichen

Schmerzursachen und wie Sie weitere Beschwerden verhindern können, ist ein weiterer wichtiger Bestandteil der ärztlichen Behandlung.

Wann sollten Sie den Arzt aufsuchen?
→ Bei zunehmenden Kopfschmerzen, starker Nackensteifigkeit, Schwindel oder Übelkeit
→ Schmerzausstrahlungen in den Arm
→ Gefühlsminderung eines oder mehrerer Finger
→ Unter den Übungen zunehmende Schmerzen oder Verspannungen
→ Länger als 3 Tage bestehenden Schmerzen ohne Verbesserung

Schmerzhafte Bewegungssteife und eingeschränkte Beweglichkeit der Halswirbelsäule
(Med.: akuter Torticollis [Schiefhals], Wirbelblockierung)

Wenn Sie den Kopf drehen oder neigen, sind viele Muskeln im Einsatz. Die Wirbelkörper der Halswirbelsäule und der oberen Brustwirbelsäule drehen oder neigen sich gegeneinander, sodass die gewünschte Bewegung möglich wird. Gesichert wird der Bewegungsablauf durch die umgebenden Gelenkkapseln der kleinen Wirbelgelenke, die stabilisierenden Bänder und die Muskulatur.

Immer wenn es zu Störungen in diesem Bewegungssystem kommt, kann es auch zu einer Einschränkung der Beweglichkeit kommen. Bei akut entstehenden Schmerzen merken Sie sofort, welche Bewegungsrichtung eingeschränkt ist. Wenn sich dies, z. B. im Alter, sehr langsam vollzieht, wird es zumeist nicht bewusst wahrgenommen.

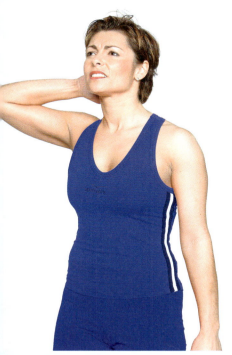

Die Beweglichkeit der Halswirbelsäule wird über viele kleine Muskeln gesteuert

Symptome

Sollte eine Bewegungseinschränkung der Halswirbelsäule bestehen, spricht man von einer Bewegungssteife. Wenn zudem eine schmerzhafte Muskelverspannung besteht, spricht man von einer schmerzhaften Bewegungseinschränkung.

Bei der akuten Wirbelblockierung ist die Beweglichkeit nach einer Seite wegen der Schmerzen sehr vermindert, zur anderen Seite kann der Kopf besser gedreht werden. Manchmal lassen sich bei Blockierungen an der Halsseite einzelne schmerzhafte Punkte ertasten.

Selbstcheck

Setzen Sie sich auf einen Stuhl, sodass Sie mit dem Oberkörper gerade sitzen, und drehen Sie den Kopf einmal langsam nach rechts, als ob Sie nach hinten sehen wollten. Die Ausgangsposition, der Blick geradeaus, entspricht der Null-Position. Bei sehr guter Beweglichkeit können Sie den Kopf so weit drehen, dass Sie genau seitlich schauen können, dies entspricht der Position bei 80 bis 90 Grad. Den gleichen Test können Sie für die Gegenseite ausführen. Sollte es auffällige Unterschiede

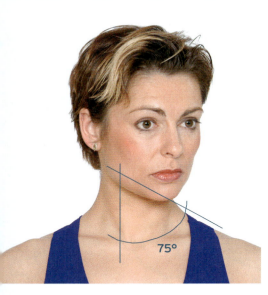

zwischen der Bewegung nach rechts und nach links geben oder die Beweglichkeit im Drehen weniger als 75 Grad sein (das Kinn sollte so weit gedreht werden können, dass es sich, von oben gesehen, weiter seitlich als die Brustwarze befindet), handelt es sich um eine Bewegungseinschränkung. Ein leichter Unterschied zwischen den Seiten ist jedoch normal.

Den gleichen Test können Sie behutsam für das Zur-Seite-Neigen des Kopfes durchführen. Hier sollte beidseits eine Bewegung von 25 Grad möglich sein, für das Vorwärtsneigen 30 Grad und das Rückwärtsneigen 50 Grad (besonders diese Bewegung bitte langsam und mit Vorsicht probieren).

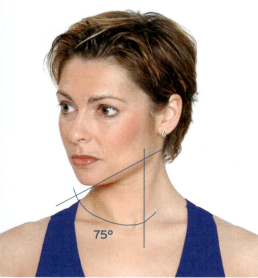

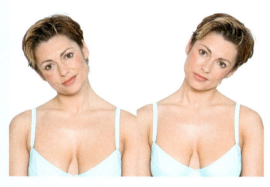
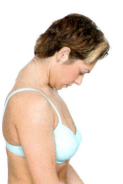
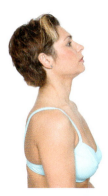

Mögliche Ursachen

Um die Ursachen der Bewegungseinschränkung besser zu verstehen, ist es zunächst wichtig zu überlegen, wie die Bewegungseinschränkung entstanden ist und ob zusätzlich eine Schmerzhaftigkeit vorliegt. Bei einseitigen Muskelverspannungen (siehe Kapitel 1), die z. B. durch Überlastung des Muskels, Wind- oder Kälteeinwirkung entstehen, kann die Dehnung und Verdrehung des entzündeten Muskels schmerzhaft sein, sodass hieraus eine Bewegungseinschränkung resultiert. Der Schmerz lässt jedoch nach einer Dehnung oder Entspannung des Muskels zumeist nach. Bei Blockierungen der kleinen Wirbelgelenke, die die Bewegung von einem Wirbelkörper zum nächsten weiterleiten, wird der Schmerz durch kleine Muskeln, die direkt an der Wirbelsäule ansetzen, ausgelöst. Die tief liegenden Muskeln sind von außen kaum zu ertasten, sie ermöglichen aber die Feinsteuerung unserer Bewegung und können z. B. durch eine ungeschickte Bewegung oder ein nächtliches Verliegen verkrampfen. Die akute Blockierung selber kann nur durch einen Arzt mit einer speziellen Ausbildung (Chirotherapeut, Manualtherapeut oder Osteopath) gelöst werden. Manchmal gelingt es aber durch muskelentspannende Behandlungen, die Halswirbelsäule so weit zu entspannen, dass sich die Blockierung nach einiger Zeit von selber lösen kann.

Was Sie selber tun können – spezielle Selbsthilfe

Wärme/Kälte

Sie können durch Wärmeanwendungen wie Auflegen einer Wärmflasche oder eines Kirschkernkissens, lokale Bestrahlungen mit Rotlicht, feuchtwarme Umschläge, Wickel und sogar Fußbäder die Durchblutung in den verhärteten Muskeln verbessern. Alternativ können auch wärmende und durchblutungsfördernde Salben oder Wärmepflaster angewendet werden. Die Wärme können Sie direkt in den schmerzhaften Bereichen des Nackens und der Halswirbelsäule anwenden. Falls dies nicht zu einer ausreichenden Linderung führt, probieren Sie einmal, die Wärme im Bereich der vorderen Halswirbelsäule oder auch im Bereich des Bauches anzuwenden, oftmals lässt sich hierdurch über Reflexe eine Entspannung der Muskulatur erreichen. Kommt es unter der Wärmeanwendung zu einer Zunahme der Schmerzen, probieren Sie es einmal vorsichtig mit Kälte.

Akupressur

Tasten Sie an der Seite, zu der Sie sich nicht drehen können, an Ihrer Handkante entlang des Energiemeridians «Dünndarm», der mit der Halswirbelsäule verbunden ist. Oftmals lässt sich in diesem Areal ein besonders druckempfindlicher Punkt auffinden. Diesen können Sie mit der Fingerkuppe oder einem stumpfen Gegenstand, z. B. einem Holzstäbchen, massieren und die entspannende Wirkung des Akupunkturpunktes anregen. Sie können diesen Punkt auch sehr gut während der Bewegungsübungen zur gleichzeitigen Entspannung der Muskulatur benutzen.

Manuelle Entspannungstechnik

Untersuchen Sie Ihren Nacken und legen Sie einen Finger mit einem leichten Druck auf die Stellen im Nacken, die sich bei der Bewegung zuerst verkrampfen oder schmerzen. Warten Sie einige Minuten, bis sich der Bereich dadurch entspannt. Dehnen Sie die Stelle durch ganz leichtes Verschieben der Fingerkuppe. Bitte verschieben Sie Ihren Finger nur mit einem Hauch an Kraft, da sonst im Körper eine Gegenspannung entsteht und die Verspannung sich verschlimmern kann – weniger ist mehr! Weitere Möglichkeiten zur Entspannung bieten auch Massagen.

Triggerpunktmassage

Bestimmte Muskeln sind durch Schmerzhaftigkeit oder Steifigkeit auffällig. Wenn Sie mit Ihren Fingern am Muskel entlangtasten, können Sie verhärtete Zonen ausfindig machen. Mittels einer Druckmassage können Sie die Spannung der Muskeln reduzieren.
Wichtige Triggerpunkte: Riemenmuskel, Kopfriemenmuskel, Halsriemenmuskel, Kapuzenmuskel, Schulterblattmuskel, Kopfwender, Rippenhalter.

Entspannung und Visualisierung

Nehmen Sie sich einige Minuten Zeit und legen Sie sich auf den Rücken. Wenn Sie diese Übung im Sitzen machen möchten, drücken Sie den Kopf leicht gegen den Widerstand einer Wand oder Ihrer eigenen Hand. Konzentrieren Sie sich auf Ihren Atem und spüren Sie das Heben und Senken des Brustkorbes. Versuchen Sie einmal, beim Einatmen den Kopf ganz leicht gegen die Unterlage zu drücken, halten Sie kurz die Spannung (5–10 s), um dann mit

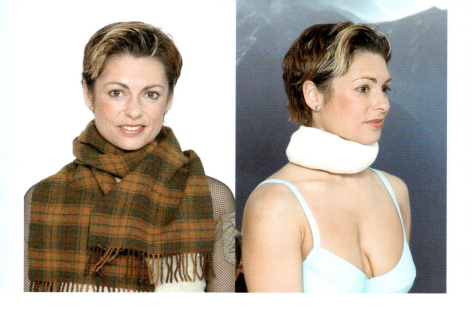

jeder Ausatmung die Muskeln immer lockerer werden zu lassen. Stellen Sie sich dabei bildhaft vor, wie sich durch jedes Ausatmen ein Teil der Verspannung löst und mit der verbrauchten Luft durch die Ausatmung davonfließt.

Naturheilmittel und Selbstmedikation

Baldrian, Hopfen und Johanniskraut wirken allgemein entspannend und führen auch zu einer Entspannung der Muskulatur. Als Schmerzmittel können leichte Mittel wie ASS, Paracetamol oder niedrig dosiertes Ibuprofen (200 mg) eingenommen werden. Bitte informieren Sie sich vorher bei Ihrem Arzt oder Apotheker.

Hilfsmittel

Bei starken Schmerzen kann in den ersten 3 Tagen das Tragen einer Halsbandage sehr entlastend sein, um weitere, schmerzbedingte Verspannungen zu vermeiden. Sie können aber auch einen festen Schal oder ein eng gebundenes Tuch nutzen.

Ausführliche Beschreibungen und weitere Möglichkeiten der Selbsthilfe finden Sie in «Selbsthilfe im Detail» (S. 112 ff.).

Übungen

Sie können die oberflächlichen Muskelanteile durch Übungen und Wärmeanwendungen entspannen, zusätzlich können Sie bei Blockierungen spezielle Bewegungsübungen hinzunehmen, die ein langsames Lösen der Blockierung ermöglichen.

Schmerzen der Halswirbelsäule, des Nackens, der Schulter

- → Traktion im Liegen S. 71
- → Selbstmassage Halswirbelsäule S. 73
- → Selbstmassage Übergang Kopf und Hals S. 74
- → Ausstreichen der Halswirbelsäule S. 76
- → Beweglichkeit Funktionsmassage im Bereich Kopfgelenk S. 75
- → Mobilisation der oberen Brustwirbelsäule S. 85/86
- → Mobilisation der oberen und unteren Brustwirbelsäule S. 85/86
- → Mobilisation Schultergürtel – Schulterbewegungen S. 82
- → Beweglichkeit Zwerchfell – Zwerchfelllift S. 90
- → Kopf zur Seite drehen S. 81
- → Beweglichkeit Halswirbelsäule – Kopfdrehen S. 78
- → Kleine Kopfbewegungen S. 79
- → Drehdehnlagerung S. 87
- → Mobilisation Halswirbelgelenke unter Kompression S. 80
- → Dehnung Kapuzenmuskulatur S. 95
- → Dehnung Schulterblattheber S. 96
- → Dehnung kurze Nackenmuskeln S. 93
- → Dehnung und Entspannung Kiefergelenk S. 94
- → Ansteuerung der vorderen Halsmuskulatur S. 102

Was der Arzt tun kann

Zunächst wird der Arzt die Beschwerden noch einmal genau erfragen und herausfinden wollen, wie sich der Schmerz entwickelt hat, welche Bewegungen schmerzfrei möglich sind und welche Situationen besonders mit Schmerzen verbunden sind. Auch das Gefühl in den Armen und den Händen sowie die Kraft der Armmuskeln werden untersucht, um eine Beteiligung der Nerven der Halswirbelsäule zu erfassen. Zusätzlich kann die Wirbelsäule Wirbel für Wirbel in ihrer Beweglichkeit untersucht werden. Die an jedem Wirbel ansetzende Muskulatur wird genauestens abgetastet, um Hinweise auf eine Muskelverspannung, Wirbelblockierung oder Nervenirritation zu erhalten. Falls eine Blockierung der kleinen Wirbelgelenke als Ursache der Bewegungseinschränkung festgestellt wird, kann der osteopathisch und manualtherapeutisch geschulte Arzt die Blockierung durch einen speziellen Handgriff wieder lösen. Das früher häufig durchgeführte feste Einrenken ist dabei meist nicht mehr erforderlich. Die gezielte chirotherapeutische Technik ist ein kurzer Impuls über eine Bewegung der Hände, die nur in die ärztliche Behandlung gehört und bei regelgerechter Durchführung auch komplikationslos möglich ist. Bei Muskelverspannung als Ursache der Bewegungseinschränkung oder bei einer im Laufe des Alters entstandenen Bewegungseinschränkung durch Verschleißerscheinungen haben sich physiotherapeutische Behandlungen mit Wärmeanwendungen, Dehn- und Lockerungsübungen sowie vorsichtiger Kräftigung der Muskulatur bewährt.

Wann sollten Sie den Arzt aufsuchen?
→ Schmerzausstrahlung in den Arm
→ Gefühlsminderung eines oder mehrerer Finger
→ Unter den Übungen zunehmende Schmerzen oder Verspannungen
→ Länger als 3 Tage bestehende Schmerzen ohne Verbesserung

Ausstrahlende Schmerzen in den Arm, Einschlafen der Hände oder Finger
(Med.: Cervicobrachilagie)

Schmerzen, die vom Hals in die Arme und Hände ausstrahlen, können über eine Verkrampfung der Muskulatur ausgelöst werden, sie können aber auch Folge von Irritationen der Nerven durch Verschleiß der Halswirbelsäule oder Bandscheibenveränderungen sein. Wichtige Fragen, um die Schmerzen besser zu verstehen, sind:

→ Wann sind die Schmerzen erstmals aufgetreten?
→ Ist die Ausstrahlung immer gleich?
→ Kommt es zum Einschlafen bestimmter Finger?
→ Sind die Schmerzen abhängig von der Veränderung der Kopfhaltung?

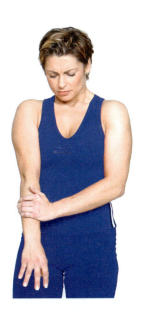

Symptome

Bei austrahlenden Schmerzen, die durch Muskelverspannungen ausgelöst werden, entsteht zumeist keine sehr große Schmerzhaftigkeit. Oft ist der Schmerz morgens stärker ausgeprägt und verliert sich im Laufe des Tages durch die zunehmende Bewegung. Wärme und lokale Massagen führen schnell zu einer Verbesserung der Ausstrahlung. Wenn es nachts zu einem Einschlafen der Finger oder Hände kommt, manchmal sogar an beiden Armen, und dies dann nach leichtem Ausschütteln der Hände abklingt, spricht dies für eine Muskelverspannung. Das Ausschütteln der Arme führt zu einer Entspannung der Nackenmuskulatur und die durch das Liegen entstandene Verkrampfung mit Einengung der Armnerven wird aufgelöst. In seltenen Fällen ist eine zusätzliche Rippe, eine Fehlposition der Rippe, eine veränderte Lage der Blutgefäße, die zum Arm führen, oder ein ungünstig verheilter Schlüsselbeinbruch die Ursache. Vorsichtshalber sollte bei diesen Schmerzen deshalb eine weitere ärztliche Untersuchung erfolgen.

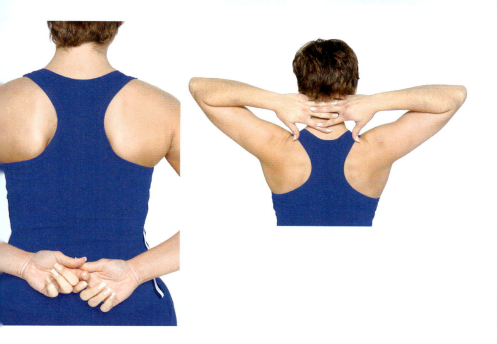

Selbstcheck

Drehen Sie den Kopf einmal vorsichtig zur Seite und beobachten Sie, ob es dabei zu einer Ausstrahlung der Schmerzen in den Arm oder die Schulterregion kommt und in welche Region die Schmerzen ausstrahlen. Zusätzlich können Sie den Kopf einmal leicht zur Seite neigen und auch hier überprüfen, ob eine Ausstrahlung entsteht. Wichtig ist auch, ob die Ausstrahlung bestehen bleibt oder von selbst wieder abklingt. Kommt es zum Einschlafen bestimmter Finger oder zu Gefühlsstörungen im Bereich des Ober- oder Unterarms? Prüfen Sie, ob Sie die Schulter frei bewegen können, das heißt, ob Sie mit der Hand hinter den Kopf greifen können und den oberen und unteren Rücken erreichen (Schulter- und Schürzengriff).

Wenn es hierbei zu Schmerzen kommt, spricht dies eher für eine Schmerzausstrahlung aus dem Schultergelenk. Da auch eine Einengung der Nerven an der Hand (Karpaltunnelsyndrom) zu ausstrahlenden Schmerzen führen kann, beobachten Sie auch, ob das feste Zusammendrücken der Faust Schmerzen verursacht oder ob bestimmte Finger weniger Kraft haben.

Mögliche Ursachen

Bei Verschleißerscheinungen der Halswirbelsäule und bei Bandscheibenveränderungen kommt es zu einer starken Schmerzhaftigkeit und der Schmerz nimmt in bestimmten Lagepositionen zu. Manchmal kommt es zusätzlich zum Einschlafen einzelner Finger oder zu einem in den Oberarm und die Hand ausstrahlenden Kribbelgefühl mit Über- oder Unterempfindlichkeit der Haut. Durch die Schmerzhaftigkeit besteht eine Schutzhaltung und eine Bewegungseinschränkung. Aber auch bei Muskelverspannungen oder Blockierungen kann es zu ausstrahlenden Schmerzen in den Arm kommen. Die Nerven der Hand und des Armes ziehen über die Schulter-Nacken-Region in den Halsbereich und gehen dort in das Rückenmark über. Verspannungen der Muskeln können einen Druck auf die Nerven ausüben, sodass die Nervenleitung gestört wird. Dies ist dann durch Einschlafen der Finger oder der gesamten Hand spürbar. Unter jedem Halswirbel verlässt ein Nerv das Rückenmark. Da jeder Nerv für einen ganz bestimmten Bereich der Hand zuständig ist, hat es sich bewährt, auf den Ort der Gefühlsstörung besonders zu achten. Ist nur der kleine Finger und der äußere Teil des Ringfingers in seiner Empfindlichkeit vermindert, spricht dies, anders als bei einer Gefühlsstörung der ganzen Hand, eher für eine bandscheibenbedingte Ursache.

Als Faustregel gilt: Je eindeutiger Sie die Gefühlsstörung einem Bereich in dieser Tafel zuordnen können, desto eher kann ein Bandscheibenvorfall die Ursache Ihrer Beschwerden sein. Wenn die Gefühlsstörung sich klar zuordnen lässt oder Ihnen eine Kraftminderung der Finger oder

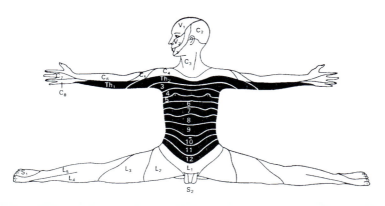

Hautsensibilität und zugehörige Rückenmarksnerven

des Armes auffällt, sollten Sie unverzüglich eine weitere ärztliche Untersuchung vereinbaren.

Da manchmal auch eine Schmerzausstrahlung durch Veränderungen der Nerven im Ellenbogengelenk oder im Handgelenk ausgelöst werden kann, ist zumeist auch eine neurologische Untersuchung der Nervenleitgeschwindigkeit erforderlich.

Was Sie selber tun können – spezielle Selbsthilfe

Wärme/Kälte

Da zumeist immer auch eine Muskelanspannung besteht, können Sie auch hier durch Wärme, Wärmflasche, Rotlicht, heiße Duschen, feuchtwarme Umschläge, Wickel und Fußbäder die Muskelentspannung unterstützen. Wichtig ist, dass Sie auch den Bereich der Schulter und oberen Brustwirbelsäule mit in die Wärmebehandlungen einbeziehen, da zumeist eine großflächigere Verspannung besteht. Kommt es unter der Wärmeanwendung zu einer Zunahme der Schmerzen, probieren Sie es einmal vorsichtig mit Kälte: Besonders bei Nervenreizungen oder Entzündungen kann so manchmal eine Linderung der Beschwerden erreicht werden.

Akupressur

Überprüfen Sie die Punkte Dü 3, Gb 20, Bl 10 auf Empfindlichkeit. Sollte in diesen Arealen die Haut etwas empfindlicher als in der Umgebung sein, können Sie über lokale Massagen die entspannende Wirkung dieser Punkte und auch die schmerzlindernde und regenerationsfördernde Wirkung unterstützen. Im Bereich der Brustwirbelsäule finden sich nahe der Mittellinie die Punkte des Blasenmeridians Nr. 14–18 und auch die Ergänzungspunkte «Huatuo», die Sie über leichte Massage oder durch Auflegen von Wärme aktivieren. In der chinesischen Medizin werden die Punkte über eine «Moxa»-Zigarre erwärmt, hierbei wird ein in einer zigarrenartigen Form zusammengepresster Kräuterextrakt entzündet und im Abstand von 1–2 cm über den Punkten gehalten.

Manuelle Entspannungstechnik

Legen Sie einen Finger mit einem leichten Druck auf die schmerzhaften Stellen im Nacken und warten Sie einige Minuten, bis der Muskel sich dadurch entspannt. Dehnen Sie die Stelle durch ganz leichtes Verschieben der Finger-

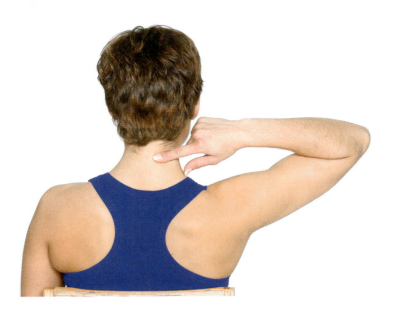

kuppe. Bitte verschieben Sie Ihren Finger nur mit einem Hauch an Kraft, da sonst im Körper eine Gegenspannung entsteht und die Verspannung sich verschlimmern kann – weniger ist mehr!

Triggerpunktmassage
Bestimmte Muskeln sind durch Schmerzhaftigkeit oder Steifigkeit auffällig. Wenn Sie mit Ihren Fingern am Muskel entlangtasten, können Sie verhärtete Zonen (Triggerpunkte) ausfindig machen. Mittels einer Druckmassage können Sie die Symptomatik der Muskeln reduzieren.
Wichtige Triggerpunkte: Unterschlüsselbeinmuskel, Brustmuskel, Deltamuskel, langer radialer Handsteckmuskel, runder Einwärtsdreher, Obergrätenmuskel, Untergrätenmuskel, großer Rundmuskel.

Entspannung und Visualisierung
Nehmen Sie sich einige Minuten Zeit und lehnen Sie sich entspannt zurück. Noch besser gelingt die Entspannung zumeist im Liegen auf dem Rücken. Konzentrieren Sie sich auf Ihren Atem und spüren Sie das Heben und Senken des Brustkorbes. Versuchen Sie einmal, beim Einatmen die Arme, Hände und Finger ganz anzuspannen, die Schultern etwas hochzuziehen, um dann mit jeder Ausatmung die Schultern und Arme immer lockerer werden zu lassen. Stellen Sie sich dabei

ein Bild vor, wie sich durch jedes Ausatmen ein Teil der Verspannung löst und mit der verbrauchten Luft durch die Ausatmung davonfließt.

Naturheilmittel und Selbstmedikation
Baldrian, Hopfen und Johanniskraut wirken allgemein entspannend und führen auch zu einer Entspannung der Muskulatur. Als Schmerzmittel können leichte Mittel wie ASS, Paracetamol oder niedrig dosiertes Ibuprofen (200 mg) eingenommen werden. Bitte informieren Sie sich vorher bei Ihrem Arzt oder Apotheker.

Hilfsmittel
Bei starken Schmerzen kann in den ersten 3 Tagen das Tragen einer Halsbandage sehr entlastend sein, um weitere, schmerzbedingte Verspannungen zu vermeiden.

Ausführliche Beschreibungen und weitere Möglichkeiten der Selbsthilfe finden Sie in «Selbsthilfe im Detail» (S. 112).

Übungen

→ Traktion im Liegen S. 71
→ Selbstmassage Halswirbelsäule S. 73
→ Ausstreichen der Halswirbelsäule S. 76
→ Beweglichkeit Halswirbelsäule – Kopfdrehen S. 78
→ Beweglichkeit Zwerchfell – Zwerchfelllift S. 90
→ Mobilisation der oberen und unteren Brustwirbelsäule S. 86
→ Mobilisation Schultergürtel – Schulterbewegungen S. 82
→ Drehdehnlagerung S. 87
→ Kopf zur Seite drehen S. 81
→ Mobilisation der Rückenmarkshaut und des Nervensystems S. 100
→ Dehnung Kapuzenmuskulatur S. 95
→ Dehnung Schulterblattheber S. 96
→ Ansteuerung der vorderen Halsmuskulatur S. 102
→ Ansteuerung Schulterblattmuskulatur S. 103

Was der Arzt tun kann

Zunächst muss der Arzt herausfinden, ob die Schmerzausstrahlung durch den Muskel oder durch Nerven fortgeleitet ist. Hierzu ist die Untersuchung der Muskulatur und auch der Nerven erforderlich. Dabei wird die Sensibilität der einzelnen Finger geprüft. Zusätzlich ist die Beurteilung der Kraft der Armmuskulatur wichtig. Sollte sich der Schmerz über Druckpunkte im Bereich der Nackenmuskulatur auslösen lassen, spricht dies für eine Irritation des Nervs durch verspannte Muskulatur. Kommt es zu ausstrahlenden Schmerzen über Druckpunkte nahe an der Halswirbelsäule, oder kann aufgrund der Untersuchung eine Nervenirritation durch die Bandscheiben der Halswirbelsäule nicht ausgeschlossen werden, wird eine weitere Untersuchung durch Röntgen oder Kernspintomographie erforderlich sein. Manchmal kann auch die Einklemmung eines Nervs im Bereich des Ellenbogens oder des Handgelenks zu einer Schmerzausstrahlung führen, sodass in diesen Fällen eine spezielle neurologische Untersuchung mit Feststellung der Nervenleitgeschwindigkeit erforderlich ist. Je nach den Untersuchungsergebnissen wird der Arzt sein weiteres Vorgehen gestalten.

Wann sollten Sie den Arzt aufsuchen?
→ Fortbestehende Schmerzausstrahlungen in den Arm
→ Gefühlsminderung eines oder mehrerer Finger
→ Unter den Übungen zunehmende Schmerzen oder Verspannungen
→ Länger als 3 Tage bestehende Schmerzen ohne Verbesserung

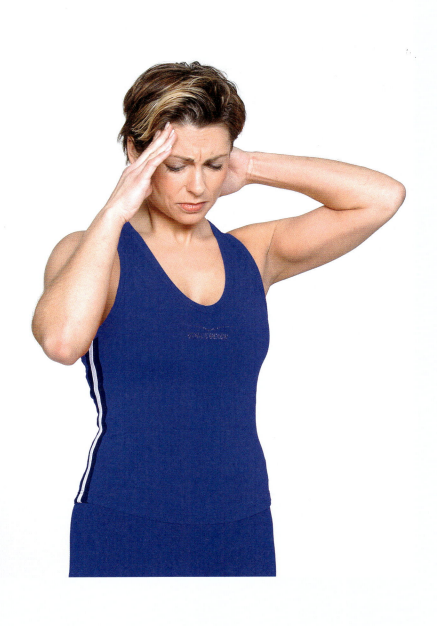

Schmerzen der Halswirbelsäule, des Nackens, der Schulter

Kopfschmerzen, Schwindel oder Ohrgeräusch

(Med.: Cephalgie = Kopfschmerz, Vertigo = Schwindel, Tinnitus = Ohrgeräusch verschiedenster Ursache)

Symptome

Bei halswirbelsäulenbedingtem Kopfschmerz kommt es oftmals dazu, dass die Schmerzen ausgehend von einem Verkrampfungsgefühl im Nacken entstehen. Bedingt durch die Nähe zum Ohr und die vielfältigen Nervenverbindungen können auch Schwindel und Übelkeit ausgelöst werden. Dieser Kopfschmerz ist oft dann mit einer Blockierung der obersten Halswirbel verbunden, sodass die Untersuchung durch einen manualtherapeutisch geschulten Arzt hilfreiche Unterstützung bietet. Bei zusätzlich bestehenden Verspannungen der unteren Halswirbelsäule und der Schulter-Nacken-Region helfen die beschriebenen Mittel und Übungen zur Muskelentspannung.

Auch wenn sich manchmal in der akuten Phase durch die speziellen Übungen keine Verbesserung erreichen lässt, hat sich doch gezeigt, dass sich durch regelmäßiges Üben die Schmerzhäufigkeit und die Schmerzdauer der nackenbedingten Kopfschmerzen wesentlich reduzieren lässt. Auch bei der klassischen Migräne kommt es durch beweglichkeitsfördernde und entspannende Übungen zu einer Verminderung der Schmerzhäufigkeit und der Schmerzintensität.

Selbstcheck

Kopfschmerzen, Schwindel und Ohrgeräusche können über Verspannungen der tiefen Nackenmuskulatur ausgelöst werden. Beobachten Sie einmal, ob der Kopfschmerz im Nacken beginnt oder durch einen Nackenschmerz ausgelöst wird. Falls zusätzliche Einschränkungen in der Beweglichkeit bestehen oder Sie druckschmerzhafte Punkte finden, ist es möglich, dass Ihre Beschwerden hierdurch verursacht werden. Eine genauere Untersuchung zur Feststellung der Zusammenhänge kann von Ihrem Arzt durchgeführt werden. Um die Auswirkung innerer Organe auf die Beschwerden festzustellen, probieren Sie einmal, ob sich durch das Nach-oben-Ziehen der Rippenbögen, das Reiben der Augen oder das Auflegen einer Wärmflasche auf den Bauch eine Veränderung der Symptome einstellt. Bei deutlicher Verbesserung hilft eine osteopathische Untersuchung.

Mögliche Ursachen

Die Ursachen für Kopfschmerzen und Schwindel sind vielfältig und werden auch durch Veränderungen in weiter entfernt liegenden Körperregionen ausgelöst. Vor einer Selbstbehandlung sollten Sie Erkrankungen des Ohrs und des Gleichgewichtsorgans durch eine Untersuchung des HNO-Arztes oder auch eines Neurologen ausschließen lassen.
Aus orthopädischer Sicht können Verspannungen der Schulter- und Nackenmuskulatur, der tiefen Halsmuskulatur oder Blockierungen der kleinen Wirbelgelenke an der Halswirbelsäule Ursachen für Kopfschmerzen, aber auch für Schwindel und Ohrgeräusche sein.
Ebenso können Bandscheibenschäden, Verschleißerscheinungen der kleinen Wirbelgelenke oder Entzündungen und Fehlbildungen der Wirbel zu Schmerzen führen. Um dies genauer festzustellen, ist zumeist eine Röntgenuntersuchung erforderlich. Auch Störungen der Sehfähigkeit oder eine ungleiche Sehfähigkeit der Augen können über eine veränderte Kopfhaltung oder eine Verspannung der Muskulatur zu Kopfschmerzen und Schwindel führen. Veränderungen der inneren Organe können mit einer vermehrten Muskelanspannung oder einer Anspannung des Zwerchfells einhergehen und ebenso zu diesen Symptomen beitragen. Kopfschmerzen oder Schwindel können auch durch zu niedrigen Blutdruck oder Flüssigkeitsmangel ausgelöst werden

Was Sie selber tun können – spezielle Selbsthilfe

Wärme oder Kälte
Sie können durch Wärmeanwendungen wie Auflegen einer Wärmflasche oder eines Kirschkernkissens, lokale Bestrahlungen mit Rotlicht, feuchtwarme Umschläge, Fußbäder und Wickel die Durchblutung in den verhärteten Muskeln verbessern. Zusätzlich können auch wärmende und durchblutungsfördernde Salben und Wärmepflaster oder ätherische Öle (auf Nasenflügel, Innen-

seite Augenbraue, Schläfe, Hinterhaupt) angewendet werden. Die Wärme können Sie direkt in den schmerzhaften Bereichen des Nackens und der Halswirbelsäule anwenden. Falls dies nicht zu einer ausreichenden Linderung führt, probieren Sie einmal, die Wärme im Bereich der vorderen Halswirbelsäule oder auch im Bereich des Bauches anzuwenden, oftmals lässt sich hierdurch über Reflexe eine Entspannung der Muskulatur erreichen.

Bei starken Kopfschmerzen und Migräne, die sich unter Bewegung verstärken oder mit einem Hitzegefühl des Kopfes verbunden sind, kann im Gegensatz zu den Wärmeanwendungen zur Muskelentspannung oftmals ein lokales Kühlen, z. B. durch ein Coolpack in der schmerzhaften Zone des oberen Nackenbereiches oder der Stirn, zu einer Schmerzlinderung führen.

Akupressur

Zur Schmerzminderung im oberen Halswirbelsäulenbereich und zur Beeinflussung der Kopfschmerzen haben sich die Punkte der chinesischen Akupunktur «Gb 20», «Gb 12», «Bl 20» sehr bewährt. Sie können diese Punkte durch leichte Massage mit der Fingerkuppe oder einem spitzen Gegenstand stimulieren und so zu einer Entspannung dieses Bereiches beitragen.

Manuelle Entspannungstechnik

Legen Sie einen Finger mit einem leichten Druck auf die schmerzhaften Stellen im Nacken und warten Sie einige Minuten, bis der Muskel sich dadurch entspannt. Dehnen Sie die Stelle durch ganz leichtes Verschieben der Fingerkuppe. Bitte verschieben Sie Ihren Finger nur mit einem Hauch an Kraft, da sonst im Körper eine Gegenspannung entsteht und die Verspannung sich verschlimmern kann – weniger ist mehr! Weitere Möglichkeiten zur Entspannung bieten auch Massagen.

Triggerpunktmassage

Bestimmte Muskeln sind durch Schmerzhaftigkeit oder Steifigkeit auffällig. Wenn Sie mit Ihren Fingern am Muskel entlangtasten, können Sie verhärtete Zonen (Triggerpunkte) ausfindig machen. Mittels einer Druckmassage können Sie die Spannung der Muskeln reduzieren.
Wichtige Triggerpunkte: Kaumuskel, Schläfenmuskel, Kopfwendemuskel, innerer Flügelmuskel.

Entspannung und Visualisierung

Nehmen Sie sich einige Minuten Zeit und lehnen Sie sich entspannt zurück. Noch besser gelingt die Entspannung zumeist im Liegen auf dem Rücken. Konzentrieren Sie sich auf Ihren Atem und spüren Sie das Heben und Senken des Brustkorbes. Spüren Sie die kleine Pause zwischen dem Wechsel von der Ein- zur Ausatmung. Stellen Sie sich vor, wie ein wohltuendes Öl über Ihren Kopf und Nacken fließt, kühlt, wo es Ihnen angenehm ist, wärmt, wo Ihnen Wärme gut tut. Alle Muskeln entspannen sich dabei, und die Schmerzen beruhigen sich. Versuchen Sie einmal, ganz tief in den Brustraum einzuatmen und beim Ausatmen die Schultern etwas nach unten zu drücken, um dann mit jeder Ausatmung die Schultern und den Rücken immer lockerer werden zu lassen. Stellen Sie sich dabei ein Bild vor, wie durch jedes Ausatmen ein Teil der Verspannung mit dem Öl davonfließt.

Naturheilmittel und Selbstmedikation

Baldrian, Hopfen und Johanniskraut wirken allgemein entspannend und führen auch zu einer Entspannung der Muskulatur. Als Schmerzmittel können leichte Mittel wie ASS, Paracetamol oder niedrig dosiertes Ibuprofen (200 mg) eingenommen werden. Bitte informieren Sie sich vorher bei Ihrem Arzt oder Apotheker. Trinken Sie viel Flüssigkeit, z. B. Wasser oder Apfelsaftschorle.

Hilfsmittel

In manchen Fällen ist auch die Behandlung mit einem lokalen Reizstromgerät oder einem Minilaser, wie Sie sie im Sanitätshaus erhalten können, sehr hilfreich. Bei häufig auftretenden oder chronischen Beschwerden lässt sich eine dauerhafte Verbesserung zumeist nur durch eine individuelle Akupunktur mit begleitender chirotherapeutischer Behandlung erreichen.

Ausführliche Beschreibungen und weitere Möglichkeiten der Selbsthilfe finden Sie in «Selbsthilfe im Detail» (S. 112ff.).

Übungen

Wenn Kopfschmerzen vom Nacken beginnend nach vorn ausstrahlen oder nach längerem Sitzen, Arbeiten am Computer oder bei Nackenverspannungen, auftreten, helfen Beweglichkeits- und Entspannungsübungen, die zu einer vermehrten Durchblutung der

Nackenregion führen und gleichzeitig eine Aktivierung der Muskulatur erreichen.

- → Traktion im Liegen S. 71
- → Selbstmassage Halswirbelsäule S. 73
- → Selbstmassage Übergang Kopf und Hals S. 74
- → Ausstreichen der Halswirbelsäule S. 76
- → Augenentspannung – «Palmieren» S. 77
- → Selbstmassage Kopf und Gesicht S. 72
- → Beweglichkeit Funktionsmassage im Bereich Kopfgelenk S. 75
- → Beweglichkeit Zwerchfell – Zwerchfelllift S. 90
- → Beweglichkeit Halswirbelsäule – Kopfdrehen S. 78
- → Mobilisation der Rückenmarkshaut und des Nervensystems S. 100
- → Dehnung Kapuzenmuskulatur S. 95
- → Dehnung Schulterblattheber S. 96
- → Dehnung kurze Nackenmuskeln S. 93
- → Dehnung und Entspannung Kiefergelenk S. 94

Was der Arzt tun kann

Bei Schmerzen im oberen Nackenbereich, die mit Kopfschmerzen, Schwindel oder Ohrgeräusch verbunden sind, liegt der Schwerpunkt der ärztlichen Untersuchung in dem Bereich, wo der Kopf auf der Halswirbelsäule aufsitzt. Die obersten Halswirbel werden auch als Kopfgelenke bezeichnet und unterscheiden sich durch ihre große Drehfähigkeit wesentlich von den darunter liegenden Wirbelkörpern. Die genaue Untersuchung der oberen Halswirbel erfordert viel Erfahrung und genaue Kenntnis der umgebenden anatomischen Strukturen, meist ist auch ein zusätzliches Röntgenbild erforderlich. Der französische Arzt Arlen hat der Analyse der Kopfgelenke sein Lebenswerk gewidmet und umfangreiche Untersuchungen durchgeführt. Speziell geschulten Ärzten ist eine Behandlung in diesem Bereich, die Atlastherapie, möglich. Durch die enge Verknüpfung der umliegenden Nerven mit den Nackenmuskeln, den Ohren und dem Gleichgewichtsorgan lassen sich bei Verspannungen in dieser Region verschiedenste Symptome wie Schwindel, Ohrgeräusch, Schwerhörigkeit, Tinnitus und Kopfschmerz erklären. Ausgehend vom Nacken ziehen Nervenfasern in die Kopfhaut, die für den ausstrahlenden Kopfschmerz verantwortlich sind. Bei der genaueren ärztlichen Untersuchung kann festgestellt werden, ob im Bereich der obersten Halswirbel eine Bewegungseinschränkung vorliegt oder kleinere Muskelverspannungen oder Nervenirritationen als Ursache der Schmerzen in Frage kommen. Auch hier haben sich chirotherapeutische und osteopathische Behandlungen genauso wie Akupunktur, Spritzen oder Massagen bewährt.

Wann sollten Sie den Arzt aufsuchen?
→ Schmerzausstrahlung in den Arm
→ Gefühlsminderung eines oder mehrerer Finger
→ Unter den Übungen zunehmende Schmerzen oder Verspannungen
→ Länger als 3 Tage bestehende Schmerzen ohne Verbesserung
→ Augendruck
→ Drehschwindel oder Erbrechen
→ Bei Tinnitus (Ohrgeräusch) sollte sofort ein Arzt aufgesucht werden.

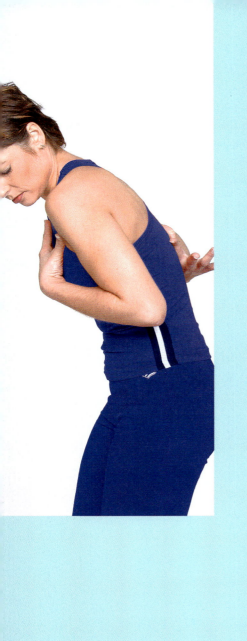

Schmerzen der Brustwirbelsäule und der Rippen

(Med.: Intercostalneuralgie = entlang der Rippen nach vorn ausstrahlende Schmerzen)

Schmerzen der Brustwirbelsäule und der Rippen sind im Vergleich mit Nacken- und unteren Rückenschmerzen eher selten. Durch die Nähe zu Herz und Lunge sind diese Schmerzen oftmals schwer einzuschätzen und können die Ursache für Atemnot, Herzstechen, Übelkeit und Herzrhythmusstörungen sein.

Symptome

Da von der Wirbelsäule seitlich entlang der Rippen auch Nerven nach vorn bis in den Brustbereich ziehen, können auch in den vorderen Brustbereich ausstrahlende Schmerzen entstehen, man spricht dann von der Intercostal-Neuralgie (Inter = zwischen, Costal = Rippen, Neuralgie = Nervenschmerz). Typischerweise kommt es bei diesen Schmerzen zu einer Verstärkung der Beschwerden bei der Ein- oder Ausatmung. Wenn es in der Jugend zu einer Wirbelsäulenfehlhaltung, einer Skoliose oder einer Seitverdrehung der Wirbelsäule gekommen ist, kann es unter körperlichen Belastungen zu Verspannungen und Blockierungen kommen. Oftmals treten diese dann an den gleichen Stellen auf.

Durch die Schmerzausstrahlung in den vorderen Brustbereich kann der Verdacht entstehen, dass die Schmerzen vom Herz ausgelöst werden. Wenn der Herzspezialist keine Erklärung für

Kleine Anatomie

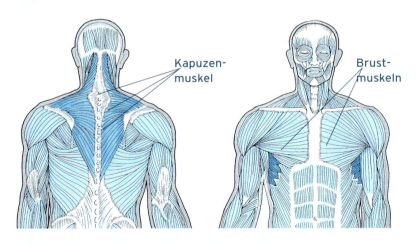

Kapuzenmuskel

Brustmuskeln

© Stefanie Kleinschmidt

die Beschwerden findet, zeigt sich in der Untersuchung des Rückens oftmals die Ursache in einem blockierten Rippenwirbelgelenk.

Vorsicht, Herzinfarkt!
Bei diesen Symptomen kann auch ein Herzinfarkt die Ursache Ihrer Beschwerden sein. Bitte besprechen Sie sich rasch mit Ihrem Arzt oder suchen Sie ein Krankenhaus auf!

→ Engegefühl im Bereich der Brust
→ Drückende, brennende Schmerzen hinter dem Brustbein oder im Brustkorb
→ Ausstrahlende Schmerzen in den linken Arm, in beide Arme, die Schultern, den Oberbauch, in den Unterkiefer oder den Rücken
→ Schwitzen, Übelkeit, Erbrechen
→ Plötzliche oder ungewohnte Atemnot, Angstgefühl
→ Zunahme der Beschwerden bei körperlicher Belastung oder bei Kälte
→ Bluthochdruck, erhöhte Blutfette

Selbstcheck

Prüfen Sie zunächst, ob sich der Schmerz über eine tiefe Ein- oder Ausatmung verändert. Führen bestimmte Drehungen oder das Zur-Seite-Neigen des Oberkörpers zu einer Verbesserung oder zu einer Zunahme der Schmerzen? Kommt es unter körperlicher Belastung oder Armbewegungen zu einer Linderung oder zu einer Aktivierung der Schmerzen? Dies spräche für eine Auslösung der Schmerzen aus dem Bereich der kleinen Rippenwirbelgelenke oder der direkt an der Brustwirbelsäule entlanglaufenden Muskulatur. Bei zusätzlichen Symptomen wie Atemnot, Herzrasen, Engegefühl der Brust oder Ausstrahlen der Schmerzen in den Arm sollte unbedingt eine ärztliche Untersuchung erfolgen.

Mögliche Ursachen

Schmerzen im Bereich der Brustwirbelsäule entstehen oft durch Überlastung der umgebenden Muskulatur oder durch Blockierungen der kleinen Wirbelgelenke oder der Rippengelenke. Auslöser sind ungünstiges nächtliches Liegen, falsche Bewegungen, Über-

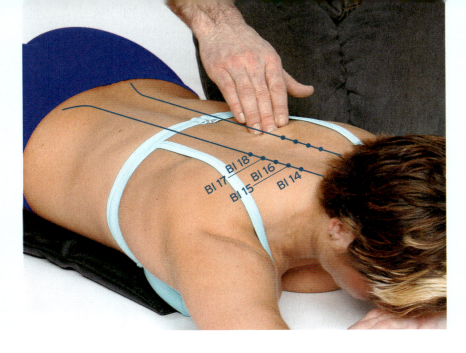

lastungen beim Sport oder ungewohnte Tätigkeiten. Auch bei langem Arbeiten in gebeugter Haltung oder nach Krafttraining mit hohen Gewichten und nach Zug- oder Kälteeinwirkung kann es zu Beschwerden in diesem Wirbelsäulenabschnitt kommen.

Was Sie selber tun können – spezielle Selbsthilfe

Wärme
Sie können durch Wärmeanwendungen wie Auflegen einer Wärmflasche oder eines Kirschkernkissens, lokale Bestrahlungen mit Rotlicht, Vollbad, heiße Duschen oder feuchtwarme Auflagen die Durchblutung in den verhärteten Muskeln verbessern. Zusätzlich können auch wärmende und durchblutungsfördernde Salben, Wärmepflaster oder ätherische Öle (auch vorn im Rippenansatz am Brustbein) angewendet werden. Die Wärme können Sie direkt in den schmerzhaften Bereichen des Nackens und der Brustwirbelsäule anwenden. Falls dies nicht zu einer ausreichenden Linderung führt, probieren Sie einmal, die Wärme im Bereich der Brustwirbelsäule oder auch im Bereich des Bauches anzuwenden, oftmals lässt sich hierdurch über Reflexe eine Entspannung der Muskulatur erreichen.

Akupressur
Benutzen Sie die entspannende Wirkung der Akupunkturpunkte

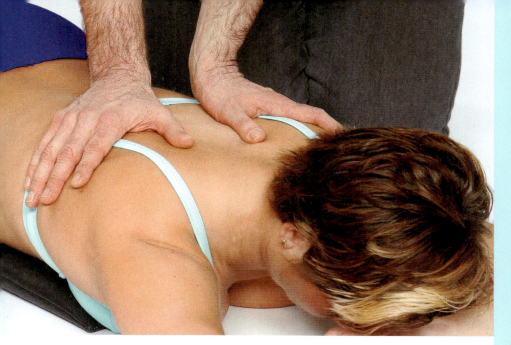

Bl 14–18, die Ihr Partner/Ihre Partnerin durch leichte Druckmassage über die Fingerkuppe oder den Fingernagel (Bild) anregen können. Sie können die Punkte auch gezielt durch wärmende Salben oder kleine Wärmepflaster aktivieren.

Manuelle Entspannungstechnik

In diesem Bereich sind Sie auf Hilfe durch Ihren Partner/Ihre Partnerin oder Freunde angewiesen. Bitten Sie sie, die Hände vorsichtig auf den Rücken aufzulegen, sodass die Fingerspitzen nach außen zeigen und die Handballenmuskulatur neben den Dornfortsätzen der Wirbelsäule zu liegen kommt. Die Hände sollten nur ganz vorsichtig aufgesetzt werden, sodass kaum ein Druck auf die Wirbelsäule erfolgt, dann kann über ein leichtes Verschieben der Hände nach außen, oben und unten vorsichtig eine Entspannung der Muskulatur erreicht werden. Denken Sie daran, die Finger nur mit einem Hauch von Kraft zu verschieben, da sonst im Körper eine Gegenspannung entsteht und die Verspannung sich verschlimmern kann. Weitere Möglichkeiten zur Entspannung bieten auch Massagen, z. B. der kleinen Muskeln zwischen den Rippen (in Seitenlage).

Triggerpunktmassage

Bestimmte Muskeln sind durch Schmerzhaftigkeit oder Steifigkeit auffällig. Wenn Sie mit Ihren Fingern am Muskel entlangtasten, können Sie verhärtete Zonen

(Triggerpunkte) ausfindig machen. Mittels einer Druckmassage können Sie die Spannung der Muskeln reduzieren.

Wichtige Triggerpunkte: Unterschlüsselbeinmuskel, großer und kleiner Brustmuskel, vielgeteilter Muskel – als Partnerübung, Kapuzenmuskel, breiter Rückenmuskel.

Entspannung und Visualisierung

Nehmen Sie sich einige Minuten Zeit und lehnen Sie sich entspannt zurück. Noch besser gelingt die Entspannung zumeist im Liegen auf dem Rücken. Konzentrieren Sie sich auf Ihren Atem und spüren Sie das Heben und Senken des Brustkorbes. Versuchen Sie einmal, ganz tief in den Brustraum einzuatmen und die Schultern dabei etwas nach unten zu drücken, um dann mit jeder Ausatmung die Schultern und den Rücken immer lockerer werden zu lassen. Stellen Sie sich dabei bildlich vor, wie sich durch jedes Ausatmen ein Teil der Verspannung löst und mit der verbrauchten Luft durch die Ausatmung davonfließt.

Naturheilmittel und Selbstmedikation

Baldrian, Hopfen und Johanniskraut wirken allgemein entspannend und führen auch zu einer Entspannung der Muskulatur. Als Schmerzmittel können leichte Mittel wie ASS, Paracetamol oder niedrig dosiertes Ibuprofen (200 mg) eingenommen werden. Bitte informieren Sie sich vorher bei Ihrem Arzt oder Apotheker.

Ausführliche Beschreibungen und weitere Möglichkeiten der Selbsthilfe finden Sie in «Selbsthilfe im Detail» (S. 112).

Übungen

→ Massage durch den Partner S. 45
→ Beweglichkeit Zwerchfell – Zwerchfelllift S. 90
→ Mobilisation der oberen und unteren Brustwirbelsäule S. 85
→ Mobilisation Schultergürtel – Schulterbewegungen S. 82
→ Drehdehnsitz S. 88
→ Drehdehnlagerung S. 87
→ Dehnung Brustmuskulatur S. 97
→ Seitneigung Oberkörper S. 89
→ Mobilisation Nervensystem – «Slump-Test» S. 101
→ Ansteuerung Schulterblattmuskulatur S. 103
→ Ansteuerung der hinteren stabilisierenden Muskulatur S. 105
→ Ansteuerung der Ganzkörperspannung – Vierfüßlerunterarmstütz S. 107

→ Ansteuerung der Ganzkörperspannung – «Türdrücken» S. 108

Was der Arzt tun kann

In der ärztlichen Untersuchung werden zunächst die Spannung der Muskulatur und die Beweglichkeit der Brustwirbelsäule untersucht. Da es auch von inneren Organen zu Verspannungen der Rückenmuskulatur kommen kann, müssen auch die umgebenden Bauchorgane, Lunge, Herz, Magen, aber auch Brust und Leber, mit in den Untersuchungsvorgang aufgenommen werden. Lässt sich durch die Untersuchung eine Erkrankung des Knochens, z. B. Osteoporose (Kalkmangel), Wirbelkörperfehlbildung, Wirbelsäulenverdrehung oder Wirbelsäulenverschleiß nicht ausschließen, wird eine weitere Röntgen- oder Schichtuntersuchung erforderlich sein. Besteht eine auffällige Leistungsminderung oder Atemnot, kann die Untersuchung der Blutwerte, des Herzens und der Lungenfunktion nötig sein. Bei Blockierung der kleinen Wirbelgelenke sind die Chirotherapie, manuelle Therapie und die Osteopathie die am häufigsten angewandten Methoden.

Wann sollten Sie den Arzt aufsuchen?
→ Bei ausstrahlenden Schmerzen in den Nacken oder vorderen Brustbereich
→ Bei Taubheitsgefühlen oder Kribbeln im Bereich der Beine oder Arme
→ Bei Schwächegefühl der Beinmuskulatur
→ Bei Schmerzausstrahlung in den Arm oder Schmerzen bei der Atmung
→ Bei Leistungsminderung, Atemnot oder Herzrasen sollte unverzüglich ein Arzt befragt werden
→ Bei länger als 1 Woche bestehenden Beschwerden

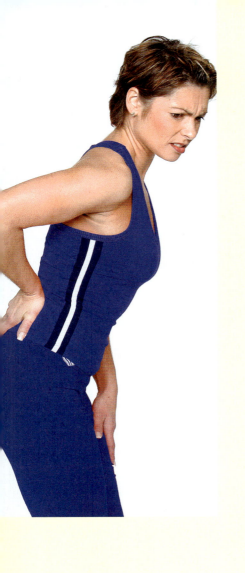

Schmerzen der Lendenwirbelsäule, des Beckens und der Hüfte

(Med.: Lumbago = Schmerzen der Lendenwirbelsäule)

Schmerzen im unteren Rückenbereich treten meist nach einseitigen körperlichen Belastungen, nach längerem Sitzen oder Stehen oder nach längeren Autofahrten auf. Auch nach ungewohnt längerem Liegen kann es zu einem Schmerz der unteren Wirbelsäule kommen. Bei Schmerzen, die in das Gesäß ausstrahlen, kann eine Verspannung der tiefen Gesäßmuskulatur, eine Reizung des Iliosakralgelenks (Verbindung Wirbelsäule/Becken) oder eine Veränderung des Hüftgelenks für die Schmerzen verantwortlich sein. Bei einer akuten Schmerzhaftigkeit, die mit einer starken Bewegungseinschränkung einhergeht, spricht man von einem Hexenschuss oder einer akuten Ischialgie (Schmerzen entlang des Ischiasnervs). Hierbei kann es auch zum Ausstrahlen der Schmerzen in den Oberschenkel kommen. Die Ursachen eines Hexenschusses sind vielfältig, Muskelverkrampfungen, kleine Wirbelblockierungen, aber auch Irritationen des Ischiasnervs oder Bandscheibenschäden können diese plötzliche Rückensteifigkeit hervorrufen. Bei diesen Beschwerden sollte immer eine weitere ärztliche Untersuchung erfolgen.

Verhärtete und verkrampfte Muskeln im Lendenbereich

Der untere Rücken und die Lendenwirbelsäule sind die Bereiche, die am häufigsten von Schmerzen betroffen sind. Durch Bewegungsmangel, Schwäche der Rückenmuskulatur, Fehlbelastungen bei längerem Sitzen und Arbeiten, durch Abschwächung der stabilisierenden Bänder, Verschleißerscheinungen an den Bandscheiben und Irritationen der aus dem Rückenmark austretenden Nerven können dabei Schmerzen ausgelöst werden.

Kleine Anatomie

M. erector spinae

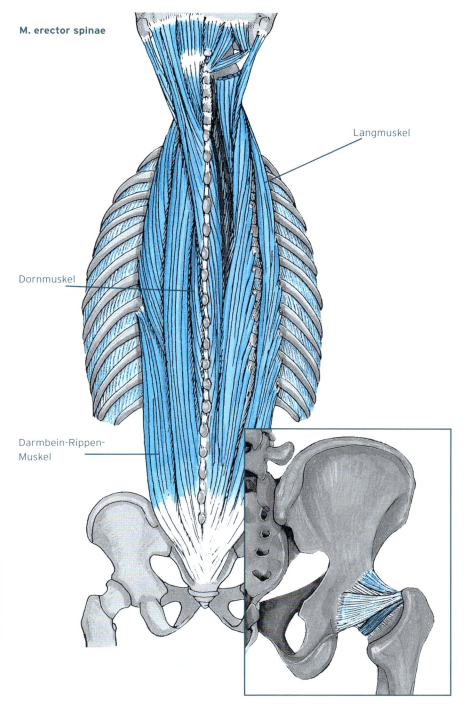

Langmuskel

Dornmuskel

Darmbein-Rippen-Muskel

Symptome

Schmerzhaftigkeit, Verspannungs- und Steifigkeit der Lendenregion sind die häufigsten Symptome. Oft kommt es bei leichter körperlicher Bewegung zu einem Rückgang der Schmerzen. Wenn es bei längerer Belastung zu einer erneuten Schmerzzunahme kommt, spricht dies für eine Muskelschwäche oder Abnutzungserscheinungen der Wirbelgelenke oder der Bandscheiben. Schmerzen, die genau in der Mitte des Rückens über den hinteren Fortsätzen der Wirbelkörper auftreten, können durch Entzündung ausgelöst werden und verstärken sich durch langes Sitzen. Das Nach-vorn-Beugen und -Strecken wird dann als entlastend und schmerzlindernd wahrgenommen. Bei Schmerzen, die im Übergang zum Becken und Hüftgelenk auftreten und sich mehr auf einer Seite lokalisieren, muss geprüft werden, ob der Schmerz von den Wirbelkörpern, der Bandscheibe oder dem verbindenden Gelenk zwischen Wirbelsäule und Becken ausgeht. Bei Arthrose der kleinen Wirbelgelenke bestehen dumpfe Schmerzen, die nach längerem Stehen, Sitzen oder Liegen auftreten.

Selbstcheck

Beobachten Sie zunächst einmal Ihre Haltung im Sitzen und Stehen. Stellen Sie sich vor einen Spiegel oder bitten Sie Ihre Partnerin/Ihren Partner, sich Ihren Rücken anzusehen. Wie ist es um die Symmetrie bestellt? Stehen beide Schultern gleich hoch? Haben Sie das Gefühl, dass das Becken auf einer Seite etwas tiefer steht?

Beobachten Sie auch einmal die Krümmung Ihres Rückens und versuchen Sie die Krümmung im unteren Rücken etwas zu vergrößern (Hohlkreuz) oder einmal den Rücken im unteren Bereich ganz gerade zu machen (Flachrücken).

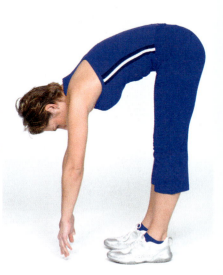

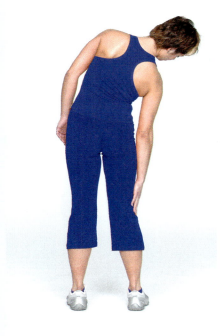

Bücken Sie sich mit gestreckten Beinen vorsichtig nach vorn und versuchen Sie mit den Fingerspitzen den Boden zu erreichen. Bei guter Dehnfähigkeit der Muskulatur und guter Beweglichkeit der Wirbelsäule erreichen Sie mit den Fingerspitzen den Boden. Der Abstand zwischen Fingerspitzen und Boden sollte aber nicht größer als 15–20 cm sein. Sollte es beim Beugen nach vorn zu einschießenden oder zunehmenden Schmerzen kommen, bitte nicht weiter nach vorn neigen, sondern zunächst einen Arzt konsultieren, ebenso, wenn es bei Husten oder Niesen zu einer Schmerzverstärkung kommt. Prüfen Sie das Neigen zur Seite, indem Sie mit der Hand an der Oberschenkelaußenseite nach unten fahren, und beobachten Sie, ob Ihnen dies auf beiden Seiten gleich weit gelingt.

Wenn es bei diesen Untersuchungen zu Schmerzen kommt, prüfen Sie auch, ob Sie dies nur in einer Richtung auslösen können oder ob generell in der Beugung oder Streckung Schmerzen entstehen. Prüfen Sie auch einmal, ob sich eine Änderung der Beweglichkeit nach Durchführung der Übungen feststellen lässt.

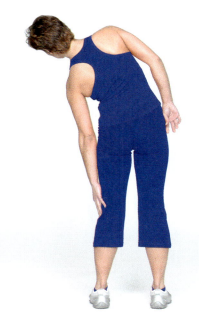

Schmerzen der Lendenwirbelsäule, des Beckens und der Hüfte

Mögliche Ursachen

Die wissenschaftlichen Untersuchungen der letzten Jahre konnten zeigen, dass die Bedeutung der Bandscheibe als Ursache von Rückenschmerzen doch nicht so ausgeprägt ist, wie oftmals angenommen. Es konnte gezeigt werden, dass bei vielen Menschen Bandscheibenveränderungen, ja sogar Bandscheibenvorfälle vorliegen, ohne dass der Körper darauf mit Schmerzen reagiert oder eine Bewegungs- oder Belastungseinschränkung entsteht. In anderen Fällen konnte trotz stärkster Rückenschmerzen keine Veränderung der Bandscheibe oder der umgebenden Nerven gefunden werden. Ausführliche Untersuchungen, die auch Arbeitsbedingungen, Lebensweisen und negative Stressfaktoren berücksichtigten, zeigen, dass gerade bei Rückenschmerzen meist viele Faktoren zusammenwirken müssen, um Beschwerden auszulösen. Manchmal besteht eine verminderte Belastbarkeit der Rückenmuskulatur und des stabilisierenden Band- und Halteapparates. Dann kann es schneller durch Bewegungsmangel, langes Sitzen, durch zusätzlichen Stress oder ungewohnte Bewegungen zu Schmerzen kommen. Auch wenn Sie früher regelmäßig Sport betrieben haben und jetzt berufs- oder familienbedingt nicht mehr zur Ausübung des Sports kommen, kann es sein, dass die vorher trainierte Muskulatur eher zu Verspannungen und Beschwerden neigt. Auch der morgendliche Rückenschmerz, der sich am Wochenende nach längerem Liegen verstärkt und Sie früher aufstehen lässt, als Sie eigentlich möchten, ist meist das Zeichen einer verminderten Muskelspannung. Dieser Schmerz reduziert sich nach einem Bewegungs- und Muskeltraining innerhalb weniger Wochen.

Auch bei regelmäßigem Fitness- oder Krafttraining kann es zu Rückenbeschwerden kommen. Dies ist oft der Fall, wenn nur eine bestimmte Sportart, ein einseitiges Krafttraining mit zu hohen Gewichten oder zu häufige Wiederholungen der gleichen Übung betrieben werden. Weitere Ursachen können aus dem Bereich der inneren Organe oder des Beckens (chronischer Beckenschmerz) kommen. Bei Störung der Organe, z. B. des Darmes, der Niere oder der Beckenorgane (Blase, Gebärmutter, Eierstöcke), können über Reflexe Verspannungen der Rückenmuskulatur auftreten. Nicht zuletzt spielt Stress eine wichtige Rolle. Termindruck, hohe Anforderungen und Ten-

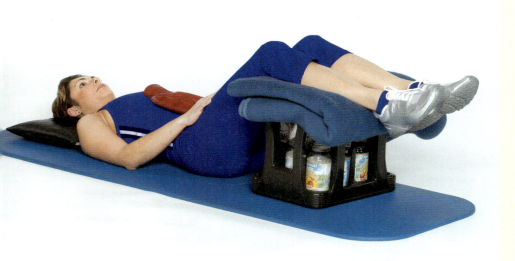

denz zum Perfektionismus erhöhen die Muskelspannung, vermindern die Entspannung und können so schneller zu Bandscheibenverschleiß und chronischen Verspannungen führen.

Was Sie selber tun können – spezielle Selbsthilfe

Lagerung

Eine entspannte Lagerung ist für den Rückgang der Schmerzen sehr hilfreich, hierbei hat sich die Stufenlagerung sehr bewährt. In der Rückenlage werden die Unterschenkel z. B. durch Unterlage von verschiedenen Kissen hoch gelagert, sodass zwischen Unterschenkel und Körper das Bild einer Stufe entsteht. Diese Haltung führt zur Entlastung der unteren Wirbelsäule, der umgebenden Muskulatur und Bandscheiben und führt so zu einer deutlichen Linderung der Schmerzen.

Wärme

Sie können durch Wärmeanwendungen wie Auflegen einer Wärmflasche oder eines Kirschkernkissens, lokale Bestrahlungen mit Rotlicht, feuchtwarme Umschläge und Wickel auf die Lendenwirbelsäule, ein Vollbad oder Fußbad sowie eine heiße Rolle die Durchblutung anregen und die Entspannung der verhärteten Muskeln verbessern.
Zusätzlich können auch wärmende und durchblutungsfördernde Salben oder Wärmepflaster angewendet werden. Die

Schmerzen der Lendenwirbelsäule, des Beckens und der Hüfte

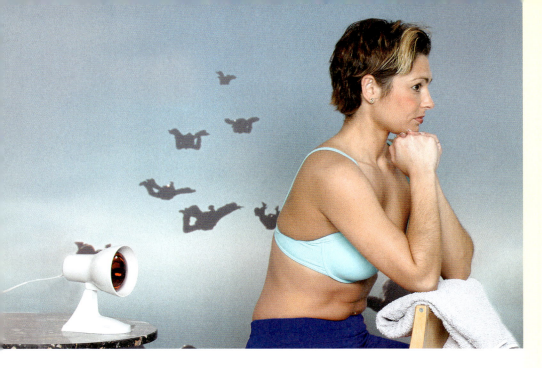

Wärme können Sie direkt in den schmerzhaften Bereichen der Lendenwirbelsäule anwenden. Falls dies nicht zu einer ausreichenden Linderung führt, probieren Sie einmal, die Wärme im Bereich des Bauches anzuwenden, oftmals lässt sich hierdurch über Reflexe eine Entspannung der Muskulatur erreichen. Kommt es unter der Wärmeanwendung zu einer Zunahme der Schmerzen, probieren Sie es einmal vorsichtig mit Kälte.

Akupressur
Benutzen Sie die entspannende Wirkung des Akupunkturpunktes «Dü 3», den Sie durch leichte Druckmassage über die Fingerkuppe oder den Fingernagel anregen können. Sie können ihn auch sehr gut während der Bewegungsübungen zur gleichzeitigen Entspannung der Muskulatur benutzen. Massieren Sie am Ohr den Reflexzonenbereich der Lendenwirbelsäule, um so eine Entspannung und Schmerzlinderung in diesem Bereich zu unterstützen.

Manuelle Entspannungstechnik
In diesem Bereich sind Sie auf Hilfe durch Ihren Partner/Ihre Partnerin oder Freunde angewiesen. Bitten Sie sie, die Hände vorsichtig auf den Rücken aufzulegen, sodass die Fingerspitzen nach außen zeigen und die Handballenmuskulatur neben den

Dornfortsätzen der Wirbelsäule zu liegen kommt. Die Hände sollten nur ganz vorsichtig aufgesetzt werden, sodass nur ein geringer Druck auf die Wirbelsäule erfolgt. Durch ein leichtes Verschieben der Hände nach außen, nach oben und unten kann eine Entspannung der neben der Wirbelsäule liegenden Muskulatur erreicht werden. Denken Sie daran, die Finger nur mit einem Hauch von Kraft zu verschieben, da sonst im Körper eine Gegenspannung entsteht und die Verspannung sich verschlimmern kann. Weitere Möglichkeiten zur Entspannung bieten auch Massagen, z. B. ab Kreuzbein aufwärts in Richtung Seite ausstreichen.

Triggerpunktmassage

Bestimmte Muskeln sind durch Schmerzhaftigkeit oder Steifigkeit auffällig. Wenn Sie mit Ihren Fingern am Muskel entlangtasten, können Sie verhärtete Zonen ausfindig machen. Mittels einer Druckmassage können Sie die Spannung der Muskeln reduzieren.
Wichtigste Triggerpunkte: birnenförmiger Muskel, Faszienspanner, Hüftbeuger, Lendendarmbeinmuskel.

Entspannung und Visualisierung

Nehmen Sie sich einige Minuten Zeit und lehnen Sie sich entspannt zurück. Noch besser gelingt die Entspannung zumeist im Liegen auf dem Rücken. Unterstützen Sie die Beine durch einige Kissen (Stufenlagerung). Konzentrieren Sie sich auf Ihren Atem und spüren Sie das Heben und Senken des Brustkorbes. Versuchen Sie einmal, beim Einatmen das Becken etwas nach hinten zu kippen, um so den Rücken ganz auf den Boden zu bringen (Verringern des Hohlkreuzes), bei der Ausatmung können Sie dieses noch einmal durch leichtes Anspannen der Bauchmuskulatur unterstützen. Wenn Sie das einige Male geübt haben, können Sie auch versuchen, durch das Ein- und Ausatmen die Verspannung zu lösen, indem Sie sich vorstellen, dass mit der verbrauchten Luft in der Ausatmung immer auch ein Teil der Spannung gelöst und ausgeatmet wird.

Naturheilmittel und Selbstmedikation

Baldrian, Hopfen und Johanniskraut wirken allgemein entspannend und führen auch zu einer Entspannung der Muskulatur. Als Schmerzmittel können leichte Mittel wie ASS, Paracetamol oder

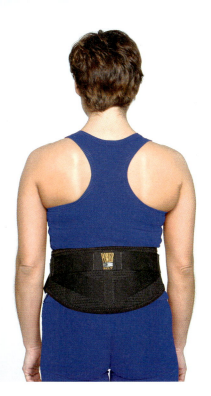

niedrig dosiertes Ibuprofen (200 mg) eingenommen werden. Bitte informieren Sie sich vorher bei Ihrem Arzt oder Apotheker.

Hilfsmittel
Bei starken oder chronischen Schmerzen, ebenso bei während schlechtem Wetter zunehmenden Schmerzen kann das Tragen einer Lendenbandage entlasten und weitere, schmerzbedingte Verspannungen vermeiden. Auch bei größeren körperlichen Belastungen kann die Bandage zur Vorbeugung genutzt werden.

Ausführliche Beschreibungen und weitere Möglichkeiten der Selbsthilfe finden Sie in «Selbsthilfe im Detail» (S. 45).

Übungen

Damit die Muskulatur im Alltag vom Körper optimal eingesetzt werden kann, benötigt sie Kraft, um den Oberkörper zu stabilisieren und aufrecht zu halten. Die Muskulatur benötigt aber auch Schnelligkeit und Koordination, um auf kleinere Bewegungen ausgeglichen zu reagieren. Aus diesem Grund ist es wichtig, neben einem Krafttraining immer auch ein leichtes Koordinationstraining hinzuzunehmen. Genauso ist es umgekehrt wichtig, bei einem überwiegend koordinativen Training wie in Fitness-Kursen oder bei Ballsportarten ein Krafttraining der Rückenmuskulatur zu absolvieren.

→ Massage durch den Partner S. 112
→ Beweglichkeit Zwerchfell – Zwerchfelllift S. 90
→ Schmerzbehandlung und Entspannung – Traktion S. 70
→ Dehnung der unteren Rückenmuskulatur S. 70
→ Dehnung tiefe Gesäßmuskulatur S. 98

- → Dehnung und Entspannung Kiefergelenk S. 94
- → Mobilisation Nervensystem – «Slump-Test» S. 101
- → Hubfreie Mobilisation der Lendenwirbelsäule S. 92
- → Ansteuerung der Beckenbodenmuskulatur S. 106
- → Ansteuerung der vorderen stabilisierenden Muskulatur S. 104
- → Ansteuerung der hinteren stabilisierenden Muskulatur S. 105
- → Ansteuerung der Ganzkörperspannung – Vierfüßlerunterarmstütz S. 107
- → Ansteuerung der Ganzkörperspannung – «Türdrücken» S. 108

Was der Arzt tun kann

Neben der genauen Funktionsuntersuchung der Wirbelsäule, der umgebenden Muskulatur und der stabilisierenden Bänder ist eine Untersuchung der Übergangsregion zum Becken und zur Hüfte unerlässlich. Die Muskeln, die die Wirbelsäule mit dem Becken verbinden, sind ebenso wie die dazwischenliegenden Gelenke oftmals Ursache chronischer Rückenschmerzen, sodass diese Region in der ärztlichen Untersuchung besondere Beachtung erfährt. Zusätzlich muss eine Schmerzausstrahlung aus inneren Organen ausgeschlossen werden. Insbesondere die Nieren, die Bauchschlagader, die Bauchspeicheldrüse, aber auch Blase, Gebärmutter und Prostata können bei Erkrankungen oder Entzündungen zu ausstrahlenden Rückenschmerzen führen.

Sollte der Verdacht einer ausstrahlenden Schmerzsymptomatik bestehen, sind weitere Untersuchungen des Blutbildes, Ultraschall oder spezielle Funktionsuntersuchungen erforderlich.

Bei Blockierungen der unteren Lendenwirbelsäule, der Hüfte oder des Gelenks zwischen Becken und Hüfte (Iliosakralgelenk) kann der Manualtherapeut oder Osteopath entsprechende Untersuchungen durchführen und die Blockierung lösen.

Wann sollten Sie den Arzt aufsuchen?
→ Bei ausstrahlenden Schmerzen in den Gesäßbereich, die Kniegelenke oder Füße
→ Bei Taubheitsgefühlen oder Kribbeln im Bereich der Beine
→ Bei Schwächegefühl der Beinmuskulatur
→ Bei plötzlichem Verlust der Blasen- oder Darmkontrolle sollte sofort ein Arzt aufgesucht werden
→ Bei länger als 1 Woche bestehenden Beschwerden.

In die Beine ausstrahlende Schmerzen, Einschlafen der Beine oder Füße

**(Med.: Lumbo-Ischialgie = Schmerzen entlang des Ischiasnervs von der Lendenwirbelsäule ins Bein ausstrahlend;
Med.: Lumbago = Schmerzen der Lendenwirbelsäule)**

Schmerzen, die vom unteren Rücken in das Bein ausstrahlen, können durch Muskelverspannungen, Veränderungen an den Bandscheiben oder den kleinen Wirbelgelenken ausgelöst werden. Aber auch bei Verschleiß der umgebenden Gelenke oder Verspannung der Muskeln kann ein Schmerz in das Bein ausstrahlen. Am bekanntesten ist der Hexenschuss. Hierbei kommt es zu einer plötzlichen Rückensteife, die mit oder ohne Ausstrahlung in die Beine auftreten kann. Allein dieses Symptom sagt aber noch

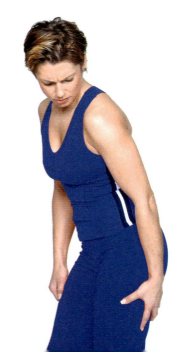

Kleine Anatomie

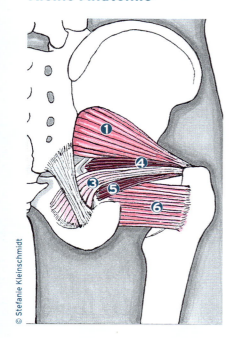

© Stefanie Kleinschmidt

1 Birnenförmiger Muskel
  (M. piriformis)
2 Innerer Hüftlochmuskel
  (M. obturatorius internus)
3 Äußerer Hüftlochmuskel
  (M. obturatorius externus)
4 Oberer Zwillingsmuskel
  (M. gemellus superior)
5 Unterer Zwillingsmuskel
  (M. gemellus inferior)
6 Quadratischer Schenkelmuskel
  (M. quadratus femoris)

nichts über die Ursache aus, sodass bei akuten Schmerzen immer ein Arzt konsultiert werden sollte.

Symptome

Die Schmerzen sind neben oder genau auf der Wirbelsäule lokalisiert und strahlen zum seitlichen Becken, in die Pomuskulatur, in den Ober- oder Unterschenkel oder sogar bis zur großen Zehe aus. Das Aufstehen, das Sitzen oder auch das Gehen sind schmerzhaft. In einer entspannten Liegeposition mit hochgelagerten Beinen kommt es oft zu einer Schmerzlinderung. Bei weniger akuten Beschwerden ist erst das längere Sitzen und Stehen schmerzhaft, bei längerem Gehen kann es zu einer Linderung der Schmerzen kommen.

Mögliche Ursachen

Ausstrahlende Schmerzen, besonders wenn sie über den seitlichen Oberschenkel oder die Rückseite des Oberschenkels ausstrahlen, können das Zeichen einer Nervenirritation sein. Da die unteren Rückenmarksnerven bei ihrem Ausgang aus der Wirbelsäule durch die Rückenmuskulatur ziehen, kann eine Muskelverspannung einen ähnlichen Schmerz auslösen wie der Druck durch einen Bandscheibenvorfall. Auch Blockierungen des Gelenks zwischen Hüfte und Wirbelsäule (Iliosakralgelenk) können durch eine reflexartige Verspannung der umgebenden Muskulatur zu einer Schmerzausstrahlung führen.

Was Sie selber tun können – spezielle Selbsthilfe

Wärme
Sie können durch Wärmeanwendungen wie Auflegen einer Wärmflasche, lokale Bestrahlungen mit Rotlicht, Wickel und feuchtwarme Auflagen an der Lendenwirbelsäule, eine heiße Rolle (vom Kreuzbein bis zum Übergang zur Brustwirbelsäule oder gesamter Rücken), ein Vollbad oder durch das Auftragen von wärmenden und durchblutungsfördernden Salben oder Wärmepflastern die Versorgung mit Nährstoffen und die Durchblutung in dem schmerzhaften Bereich verbessern. Kommt es unter der Wärmeanwendung zu einer Zunahme der Schmerzen, probieren Sie es einmal vorsichtig mit Kälte. Bei Nervenreizung oder Entzündung kann so manchmal eine Linderung der Beschwerden erreicht werden.

Akupressur
Direkt an der Wirbelsäule sind die Akupunkturpunkte des Blasenmeridians, mit denen Sie die in der Tiefe liegenden Schmerzbereiche erreichen. Leichte Massage, Wärme, Druck können diese Punkte aktivieren. Wenn Sie sich mit dem Rücken auf einen Igelball legen, können Sie diese Aktivierung auch ohne Partner auslösen. Benutzen Sie die entspannende Wirkung des Akupunkturpunktes «Dü 3», den Sie durch leichte Druckmassage über die Fingerkuppe oder den Fingernagel anregen können. Sie können ihn auch sehr gut während der Bewegungsübungen zur gleichzeitigen Entspannung der Muskulatur benutzen. Massieren Sie am Ohr den Reflexzonenbereich der Lendenwirbelsäule, um so eine Entspannung und Schmerzlinderung in diesem Bereich zu unterstützen.

Triggerpunktmassage
Bestimmte Muskeln sind durch Schmerzhaftigkeit oder Steifigkeit auffällig. Wenn Sie mit Ihren Fingern am Muskel entlangtasten, können Sie verhärtete Zonen (Triggerpunkte) ausfindig machen und mit einer Druckmassage entspannen.

Wichtige Triggerpunkte: dreiköpfiger Wadenmuskel, Hüftbeuger, birnenförmiger Muskel, viereckiger Lendenmuskel, vorderer Schienbeinmuskel, zweiköpfiger Schenkelmuskel.

Manuelle Entspannungstechnik

In diesem Bereich sind Sie auf Hilfe durch Ihren Partner/Ihre Partnerin angewiesen. Bitten Sie sie, die Hände vorsichtig auf den Rücken aufzulegen, sodass die Fingerspitzen nach außen zeigen und die Handballenmuskulatur neben den Dornfortsätzen der Wirbelsäule zu liegen kommt. Die Hände sollten nur ganz vorsichtig aufgesetzt werden, sodass kaum ein Druck auf die Wirbelsäule erfolgt. Dann kann über ein leichtes Verschieben der Hände nach außen, oben und unten vorsichtig eine Entspannung der Muskulatur erreicht werden. Denken Sie daran, die Finger nur mit einem Hauch von Kraft zu verschieben, da sonst im Körper eine Gegenspannung entsteht und die Verspannung sich verschlimmern kann. Weitere Möglichkeiten zur Entspannung bieten auch Massagen, z. B. ab dem Kreuzbein aufwärts und in Richtung der Flanken und der Beine ausstreichen.

Entspannung und Visualisierung

Nehmen Sie sich einige Minuten Zeit und lehnen Sie sich entspannt zurück. Noch besser gelingt die Entspannung zumeist im Liegen auf dem Rücken: unterstützen Sie die Beine durch einige Kissen (Stufenlagerung). Konzentrieren Sie sich auf Ihren Atem und spüren Sie das Heben und Senken des Brustkorbes. Versuchen Sie einmal, beim Einatmen das Becken etwas nach hinten zu kippen, um so den Rücken ganz auf den Boden zu bringen (Verringern des Hohlkreuzes). Spannen Sie erst die Bauchmuskulatur und dann beide Beine an. Wenn Sie das einige Male geübt haben, versuchen Sie einmal, sich vorzustellen, wie mit der Ausatmung und der Entspannung der Schmerz langsam immer weniger wird oder entlang der Akupunktur-Energiemeridiane nach unten aus dem Körper herausfließt. Sie können auch versuchen, durch das Ein- und Ausatmen die Verspannung zu lösen, indem Sie sich vorstellen, dass mit der verbrauchten Luft in der Ausatmung immer auch ein Teil der Spannung gelöst und ausgeatmet wird.

Naturheilmittel und Selbstmedikation

Baldrian, Hopfen und Johanniskraut wirken allgemein entspannend und führen auch zu einer Entspannung der Muskulatur. Als Schmerzmittel können leichte Mittel wie ASS, Paracetamol oder niedrig dosiertes Ibuprofen (200 mg) eingenommen werden. Bitte informieren Sie sich vorher bei Ihrem Arzt oder Apotheker.

Hilfsmittel

Bei starken Schmerzen kann das Tragen einer Rückenbandage sehr entlastend sein, um weitere schmerzbedingte Verspannungen zu vermeiden.

Ausführliche Beschreibungen und weitere Möglichkeiten der Selbsthilfe finden Sie in «Selbsthilfe im Detail» (S. 112).

Übungen

→ Traktion S. 71
→ Mobilisation Nervensystem – «Slump-Test» S. 101
→ Schmerzbehandlung und Entspannung S. 70
→ Hubfreie Mobilisation der Lendenwirbelsäule S. 92
→ Dehnung tiefe Gesäßmuskulatur S. 98
→ Ansteuerung der Beckenbodenmuskulatur S. 106
→ Ansteuerung der vorderen stabilisierenden Muskulatur S. 104
→ Ansteuerung der hinteren stabilisierenden Muskulatur S. 105
→ Ansteuerung der Ganzkörperspannung – Vierfüßlerunterarmstütz S. 107
→ Ansteuerung der Ganzkörperspannung – «Türdrücken» S. 108

Was der Arzt tun kann

Die genaue Schmerzursache lässt sich nur in der speziellen ärztlichen Untersuchung herausfinden. Wenn dem Arzt hierbei keine eindeutige Zuordnung der Schmerzen möglich ist, kann eine Röntgenuntersuchung helfen. Findet der Arzt Hinweise auf eine Irritation des Nervs oder besteht eine Störung des Gefühls oder der Muskelkraft, ist eine neurologische und eine zusätzliche Röntgenuntersuchung (Kernspintomographie) erforderlich. Zur Überprüfung der Nervenfunktion führt der Arzt einen Test der Hautsensibilität in verschiedenen Bereichen des Ober- und Unterschenkels durch. Die Nervenleitung zum Muskel kann auch durch das Stehen auf der Ferse, das Zehenspitzenstehen und den Einbeinstand überprüft werden. Zusätzlich wird die Leitungsgeschwindigkeit der Nerven über die Beinreflexe getestet.

Wann sollten Sie den Arzt aufsuchen?
→ Bei ausstrahlenden Schmerzen in den Gesäßbereich, die Kniegelenke oder Füße
→ Bei Taubheitsgefühlen oder Kribbeln im Bereich der Beine
→ Bei Schwächegefühl der Beinmuskulatur
→ Bei plötzlichem Verlust der Blasen- oder Darmkontrolle sollte sofort ein Arzt aufgesucht werden
→ Bei länger als eine Woche bestehenden Beschwerden

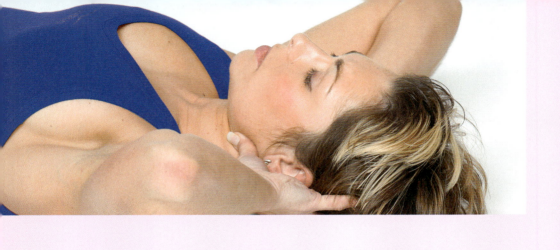

Übungen zur Selbsthilfe

Übersicht

Traktion (Zug)
- Schmerzbehandlung und Entspannung – Traktion 70
- Traktion im Liegen 71

Massage
- Selbstmassage Kopf und Gesicht 72
- Selbstmassage Halswirbelsäule 73
- Selbstmassage Übergang Kopf und Hals 74
- Funktionsmassage im Bereich Kopfgelenk 75
- Ausstreichen der Halswirbelsäule 76
- Augenentspannung – «Palmieren» 77

Mobilisation
- Beweglichkeit Halswirbelsäule – Kopfdrehen 78
- Kleine Kopfbewegungen 79
- Mobilisation Halswirbelgelenke unter Kompression 80
- Kopf zur Seite drehen 81
- Mobilisation Schultergürtel – Schulterbewegungen 82
- Mobilisation der oberen und unteren Brustwirbelsäule 85
- Mobilisation der oberen und unteren Brustwirbelsäule 86
- Drehdehnlagerung 87
- Drehdehnsitz 88
- Seitneigung Oberkörper 89
- Beweglichkeit Zwerchfell – Zwerchfelllift 90
- Mobilisation der Lendenwirbelsäule und des Kreuzdarmbeingelenks 91
- Hubfreie Mobilisation der Lendenwirbelsäule 92

Dehnung
- Dehnung kurze Nackenmuskeln 93
- Dehnung und Entspannung Kiefergelenk 94
- Dehnung Kapuzenmuskulatur 95
- Dehnung Schulterblattheber 96
- Dehnung Brustmuskulatur 97
- Dehnung tiefe Gesäßmuskulatur 98
- Dehnung der unteren Rückenmuskulatur 99
- Mobilisation der Rückenmarkshaut und des Nervensystems 100
- Mobilisation Nervensystem 101

Ansteuerung
→ Ansteuerung der vorderen Halsmuskulatur 102
→ Ansteuerung Schulterblattmuskulatur 103
→ Ansteuerung der vorderen stabilisierenden Muskulatur 104
→ Ansteuerung der hinteren stabilisierenden Muskulatur 105
→ Ansteuerung der Beckenbodenmuskulatur 106
→ Ansteuerung der Ganzkörperspannung – Vierfüßlerunterarmstütz 107
→ Ansteuerung der Ganzkörperspannung – «Türdrücken» 108

Schmerzbehandlung und Entspannung – Traktion

Ziel: Schmerzreduktion und Entspannung

Übungsbeschreibung:
→ Legen Sie sich entspannt in die Rückenlage. Ihr Partner fixiert Ihre Beine und zieht nun behutsam an den Beinen. Versuchen Sie diesen Zug im betroffenen schmerzhaften Areal zu erspüren, möglichst locker zu lassen und gleichmäßig ein- und auszuatmen.
→ Der Zug sollte möglichst 15–30 Sekunden gehalten werden und danach ebenso behutsam wieder gelöst werden.
→ Diese Übung kann mehrmals wiederholt werden.

Wahrnehmung: Sie spüren intensiv einen wohltuenden Zug an der Wirbelsäule und am ganzen Körper.

Übungshinweise:
→ Der Partner muss sich in Schrittstellung stabilisieren.
→ Ihr Partner kann sich dazu auch setzen, oder Sie legen die Beine auf einen Ball.
→ Geben Sie Ihrem Partner eine Rückmeldung über die Stärke des Zugs.
→ Nehmen die Schmerzen bei Traktion zu, ist die Übung sofort abzubrechen.

Fehlerquellen: Ihr Partner fixiert Ihre Füße/Beine zu fest, sodass Sie gegenspannen. Sie lassen generell nicht locker, Ihr Partner zieht zu ruckhaft oder zu schwach.

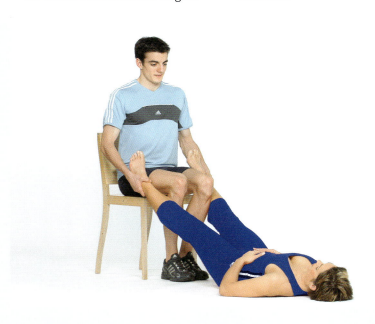

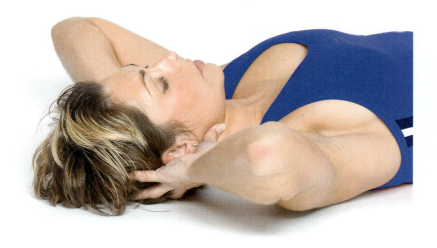

Traktion im Liegen

Ziel: Streckung der Halswirbelsäule und Entspannung der Nackenmuskulatur

Übungsbeschreibung:
→ Legen Sie sich auf den Rücken. Legen Sie Ihre Hände seitlich an die Rückseite des Kopfes und Ihre Daumen unterhalb des Kieferwinkels.
→ Ziehen Sie nun sehr behutsam den Kopf nach oben in Verlängerung Ihrer Wirbelsäule.

Wahrnehmung: Sie spüren einen Zug an der Halswirbelsäule und eine leichte Dehnung der Nackenmuskulatur.

Übungshinweise:
→ Langsam den Zug aufbauen, einen Moment halten und abschließend behutsam wieder den Zug abbauen.
→ Keinen Schmerz provozieren, ansonsten die Übung abbrechen.

Fehlerquellen: Zug nicht längs der Wirbelsäule

Selbstmassage Kopf und Gesicht

Ziel: Verbesserung der Blutzirkulation und Entspannung im Augen- und Gesichtsbereich

Übungsbeschreibung:
- Lassen Sie im Sitzen Ihr Kinn hinuntersinken. Massieren Sie von oben nach unten den Halsbereich, den unteren Nacken und abschließend den Schulterbereich.
- Massieren Sie auch den Gesichts-, Schläfen- und Kopfbereich.
- Streichen Sie einige Male mit Ihren Fingerkuppen über die Augenbrauen nach außen hin zu Ihren Schläfen.
- Drücken Sie mit rotierenden Bewegungen leicht auf Ihre Kopfhaut und massieren Sie diese leicht.

Wahrnehmung: Sie spüren Wärme im Gesicht.

Übungshinweis:
- Achten Sie darauf, dass Ihr Nacken bei der Ausführung entspannt bleibt.

Fehlerquellen: der Druck Ihrer Finger auf das Gewebe ist zu stark, es entsteht Gegenspannung

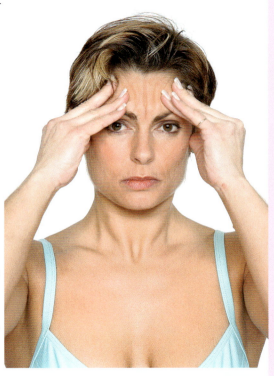

Selbstmassage Halswirbelsäule

Ziel: Lösen von Verspannungen der Schulter-, Hals- und Nackenmuskulatur

Übungsbeschreibung:
→ Legen Sie sich entspannt auf den Rücken. Unterstützen Sie die Halswirbelsäule und den Kopf mit einem kleinen Kissen. Unterlagern Sie Ihre Knie.
→ Massieren Sie mit Zeige- und Mittelfinger in kreisenden Bewegungen Ihre Muskulatur vom Hinterhaupt entlang des Nackens zu den Schultern.

Wahrnehmung: Sie spüren Wärme in der Muskulatur und die unterschiedliche Muskelspannung.

Übungshinweise:
→ Die Zeige- und Mittelfinger liegen nebeneinander und befinden sich zwischen Kissen und Halswirbelsäule.
→ Die Massagegriffe erfolgen langsam, kreisend und mit mäßigem Druck, damit Sie nicht zusätzlich verspannen.
→ Diese Übung können Sie auch im Sitzen durchführen, wenn möglich mit angelehntem Kopf.

Fehlerquellen: zu hohes Kissen, zu starker Druck

Übungen zur Selbsthilfe

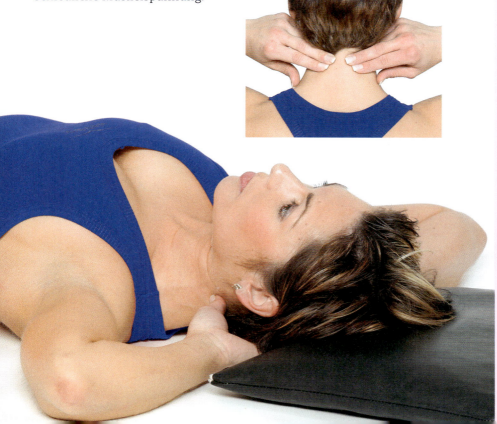

Selbstmassage Übergang Kopf und Hals

Ziel: Lösen von Verspannungen der Schulter-, Hals- und Nackenmuskulatur

Übungsbeschreibung:
→ Legen Sie sich entspannt auf den Rücken. Unterstützen Sie die Halswirbelsäule und den Kopf mit einem kleinen Kissen. Unterlagern Sie Ihre Knie.
→ Massieren Sie mit Zeige- und Mittelfinger in kreisenden Bewegungen die Muskulatur der oberen Halswirbelsäule am Übergang zum Kopf.

Wahrnehmung: Sie spüren unterschiedliche Muskelspannungen und zunehmende Wärme in der Muskulatur

Übungshinweise:
→ Die Zeige- und Mittelfinger liegen nebeneinander und befinden sich zwischen Kissen und Halswirbelsäule.
→ Die Massagegriffe sind langsam, kreisend, damit Sie nicht zusätzlich verspannen.
→ Diese Übung können Sie auch im Sitzen durchführen, wenn möglich mit angelehntem Kopf.

Fehlerquellen: zu hohes Kissen, zu starker Druck

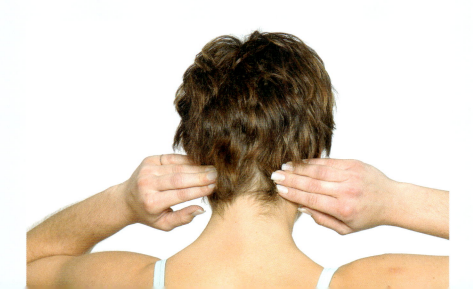

Übungen zur Selbsthilfe

Beweglichkeit Funktionsmassage im Bereich Kopfgelenk

Ziel: Mobilisation Übergang Kopf–Halswirbelsäule

Übungsbeschreibung:
- Legen Sie sich entspannt auf den Rücken. Unterstützen Sie den Kopf mit einem kleinen Kissen. Unterlagern Sie Ihre Knie.
- Legen Sie die Zeige- bis Kleinfinger jeweils links und rechts neben die Wirbelsäule direkt unterhalb des Kopfes.
- Drücken Sie mit den Fingern zuerst auf die Muskulatur und machen Sie dann eine Nickbewegung (Doppelkinn) mit Ihrem Kopf nach unten.
- Lassen Sie die Finger locker und bringen Sie den Kopf in die Ausgangsposition zurück.
- Wiederholen Sie die Übung 10–15-mal.

Wahrnehmung: Sie spüren unter Umständen ein schmerzhaftes Druckgefühl und die Bewegung der Kopfgelenke.

Übungshinweise:
- Führen Sie die Übung ruhig und konzentriert aus. Sie dient zur Entspannung wichtiger Muskeln am Übergang Kopf–Halswirbelsäule.
- Die Finger liegen nebeneinander und befinden sich zwischen Kissen und Halswirbelsäule.

Fehlerquellen: kein Doppelkinn, Kinn wird vorgeschoben

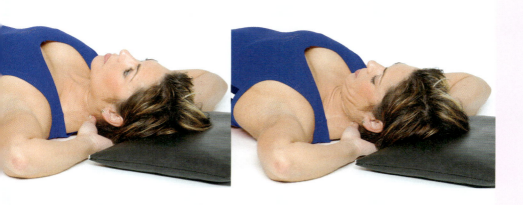

Ausstreichen der Halswirbelsäule

Ziel: Lösen von Verspannungen im Hals-Nacken-Bereich

Übungsbeschreibung:
- Legen Sie sich entspannt auf den Rücken. Unterstützen Sie die Halswirbelsäule und den Kopf mit einem kleinen Kissen. Unterlagern Sie Ihre Knie.
- Mit den angelegten Fingern streichen Sie die Muskulatur der Halswirbelsäule aus.
- Beginnen Sie am Hinterkopf und streichen Sie nach unten zu den Schultern aus.

Wahrnehmung: Sie spüren unterschiedliche Muskelspannungen und zunehmende Wärme in der Muskulatur.

Übungshinweise:
- Die Finger liegen nebeneinander und befinden sich zwischen Kissen und Halswirbelsäule.
- Die Übung können Sie auf beiden Seiten gleichzeitig oder einzeln durchführen.
- Diese Übung können Sie auch im Sitzen durchführen, wenn möglich mit angelehntem Kopf.

Fehlerquellen: zu hohes Kissen, zu starker Druck, zu starkes Hohlkreuz

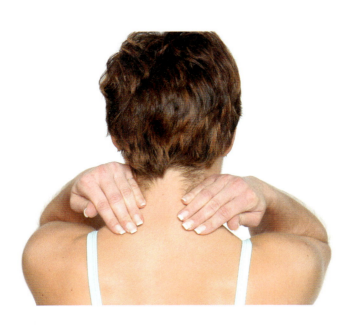

Augenentspannung – «Palmieren»

Ziel: Entspannung der Augenmuskulatur

Übungsbeschreibung:
- Reiben Sie Ihre Handflächen, bis sie warm sind. Stützen Sie die Ellbogen auf einem Tisch ab.
- Kreuzen Sie Ihre Finger auf der Stirn und bedecken Sie mit aufgewärmten Händen Ihre Augen, ohne die Augäpfel zu berühren. Decken Sie die Augen so ab, dass möglichst kein Licht eindringen kann. Schließen Sie Ihre Augen.
- Atmen Sie dreimal tief und bewusst durch die Nase ein und durch den Mund aus. Lassen Sie bewusst die Spannung aus Ihrer Augenmuskulatur herausströmen.
- Nehmen Sie die Hände von den Augen und lassen Sie die Augen noch einen Moment geschlossen.

Wahrnehmung: Sie spüren eine wohltuende Entspannung der Augen.

Übungshinweise:
- Muskelzuckungen und Lichtblitze sind ganz normal.

Fehlerquellen: Hände berühren die Augen, Augen sind nicht vollständig abgedunkelt

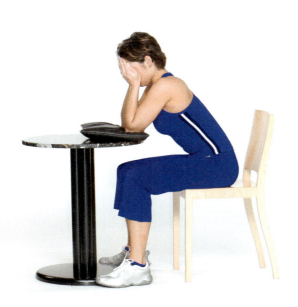

Beweglichkeit Halswirbelsäule – Kopfdrehen

Ziel: Mobilisation der Halswirbelsäule in die Rotation, Stoffwechselförderung im Gewebe

Übungsbeschreibung:
- Legen Sie sich entspannt auf den Rücken. Unterlagern Sie Ihre Knie.
- Drehen Sie Ihren Kopf leicht nach links und rechts.
- Wiederholen Sie diese Rotationsbewegung 10–20-mal.

Wahrnehmung: Sie spüren die Drehbewegung in der Halswirbelsäule.

Übungshinweise:
- Rotieren Sie nur so weit, wie Sie sich dabei wohl fühlen.
- Leiten Sie die Drehbewegung Ihres Kopfes mit Ihren Augen ein, das heißt, schauen Sie erst zur Seite, bevor Sie mit der Kopfbewegung folgen.
- Unterstützen Sie die Halswirbelsäule und den Kopf ggf. mit einem Kissen, wenn Ihr Kopf nach hinten überstrecken sollte.
- Diese Übung können Sie auch im aufrechten Sitzen durchführen.
- Durch das schmerzlose Hin- und Herbewegen wird das Bindegewebe gut durchblutet.

Fehlerquellen: zu schnelles, ruckhaftes Drehen, Kopf überstreckt

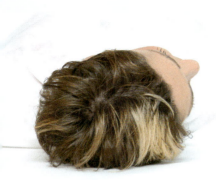 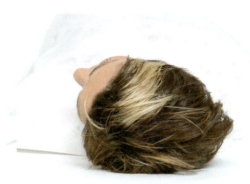

Übungen zur Selbsthilfe

Kleine Kopfbewegungen

Ziel: Mobilisation der oberen Halswirbelsäule mit Fixieren der unteren Halswirbelsäule

Übungsbeschreibung:
- Sie legen eine Hand unterhalb des Kopfansatzes an den Nacken und schmiegen sich der Form der Halswirbelsäule mit Ihren Fingern an. Sie fixieren damit die Halswirbelsäule. Die andere Hand berührt das Kinn mit Daumen und Zeigefinger. Sie dient als Kontrolle der Bewegung.
- Bewegen Sie den Kopf in geringem Bewegungsausschlag nach unten und wieder nach oben in die Ausgangsstellung.
- In kleinen Bewegungsausschlägen neigen Sie den Kopf einige Male nach rechts und nach links.

Wahrnehmung: Sie spüren die kleinsten Bewegungen in den Kopfgelenken (obere Halswirbelsäule).

Übungshinweise:
- Mit dieser Übung mobilisieren Sie das sog. Kopfgelenk, dessen umliegende Muskulatur oftmals stark verspannt ist.
- Die Bewegungsausschläge sind nur sehr klein.
- Sollte Ihnen bei den Übungen schwindlig werden, überprüfen Sie die Ausführung der Übung, reduzieren Sie das Bewegungsausmaß oder brechen Sie die Übung ganz ab.
- In Variation können Sie den Kopf auch in sehr kleinem Bewegungsausschlag zur Seite neigen.

Fehlerquellen: Bewegungsausschläge sind zu groß, Hand liegt zu tief, Halswirbelsäule wird nicht ausreichend fixiert

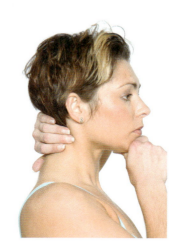

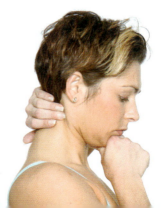

Übungen zur Selbsthilfe

Mobilisation Halswirbelgelenke unter Kompression

Ziel: Bessere «Durchsaftung» des Gelenkknorpels.

Übungsbeschreibung:
- Setzen Sie sich in eine aufrechte Position. Legen Sie ihre gefalteten Hände auf den Mittelscheitel Ihres Kopfes.
- Geben Sie eine leichte Kompression (ca. 1kg) auf Ihren Kopf senkrecht nach unten.
- Unter der Kompression nicken Sie mit Ihrem Kopf ca. 1 cm nach vorn und unten, lassen Sie die Kompression locker und kehren Sie in die Ausgangsposition zurück. Wiederholen Sie diese Ausführung 8–10-mal.

Wahrnehmung: Sie spüren einen Druck im Nackenbereich.

Übungshinweise:
- Üben Sie konzentriert und behutsam.
- Sie müssen sich bei dieser Übung wohl fühlen. Bei Unwohlsein, Schmerzen, Ausstrahlungen, Taubheit brechen Sie diese Übung sofort ab.
- Diese Übung ist ebenso einzusetzen für die Drehung nach links und nach rechts sowie für die Seitneigung unter Beibehaltung des Bewegungsausschlages von 1–2 cm.

Fehlerquellen: zu großes Bewegungsausmaß, zu leichte oder zu starke Kompression, Hände führen die Bewegung aus, nicht der Kopf

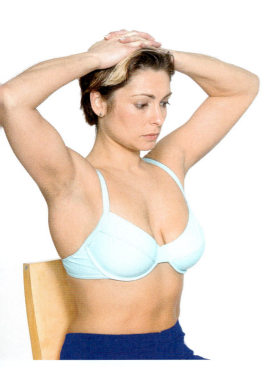

Kopf zur Seite drehen

Ziel: Mobilisation der Halswirbelsäule in Rotation mit Muskelentspannung

Übungsbeschreibung:
- Drehen Sie den Kopf langsam nach links. Schauen Sie dabei so weit wie möglich über die Schulter nach hinten. Beginnen Sie die Bewegung mit den Augen.
- Drücken Sie nun kurz vor dem Endpunkt der Drehbewegung mit der rechten Hand 3 Sekunden lang die rechte Schläfenseite.
- Lösen Sie die Spannung und drehen Sie den Kopf noch weiter zur Seite. Drehen Sie anschließend in die andere Richtung.

Wahrnehmung: Sie spüren einen größeren Bewegungsausschlag nach dem Drücken.

Übungshinweise:
- Sie dürfen keinen Schmerz spüren und kein Unwohlsein!
- Variation: Neigen Sie den Kopf langsam nach rechts. Drücken Sie nun kurz vor dem Endpunkt der Seitbewegung die linke Schläfenseite 3 Sekunden lang gegen Ihre linke Hand. Neigen Sie anschließend den Kopf noch weiter zur Seite.

Fehlerquellen: zu starker Druck gegen die Stirn, der Oberkörper dreht/neigt sich mit

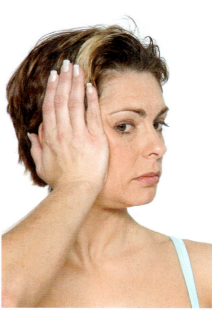

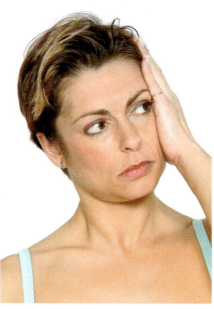

Mobilisation Schultergürtel – Schulterbewegungen

Ziel: Mobilisation des Schultergürtels

Übungsbeschreibung:
- Die Arme hängen locker herab. Heben Sie beide Schultern langsam an. Halten sie die Schultern 5–10 Sekunden und lassen Sie die Schultern wieder langsam nach unten sinken.
- Senken Sie die Schultern tief nach unten. Halten Sie die Position 5–10 Sekunden.
- Ziehen Sie Ihre Schultern nach hinten und halten Sie die Position 5–10 Sekunden.
- Legen Sie die Handrücken der gestreckten Arme aneinander. Schieben Sie 5–10 Sekunden lang die Arme so weit wie möglich nach vorn. Sie können dabei Ihre Brustwirbelsäule nach vorn krümmen.

Wahrnehmung: Sie spüren die Spannung bzw. Dehnung in den verschiedenen Teilen der Schultermuskulatur.

Übungshinweise:
- Sie sind in aufrechter Haltung, das Brustbein ist nach vorn oben gehoben.
- Sie führen verschiedene Bewegungen der Schulterblätter durch: Heben, Senken, der Wirbelsäule nähern, nach vorn kippen.
- Die Bewegungen bis zum vollen Bewegungsausmaß durchführen.
- Diese Übungen können Sie jederzeit und überall durchführen.

Fehlerquellen: zu starkes Mitbewegen der Lendenwirbelsäule, Überstrecken der Halswirbelsäule nach hinten

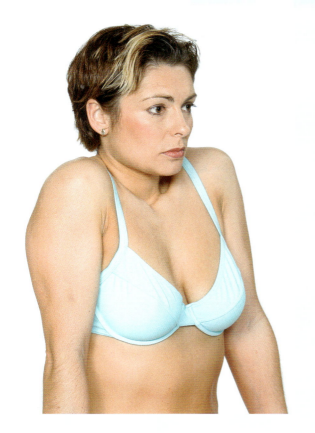

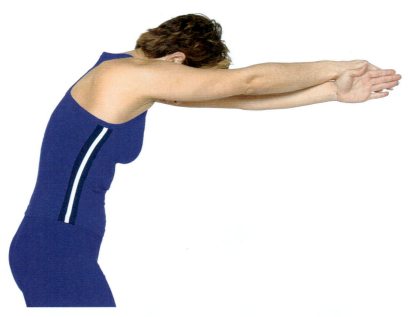

Übungen zur Selbsthilfe

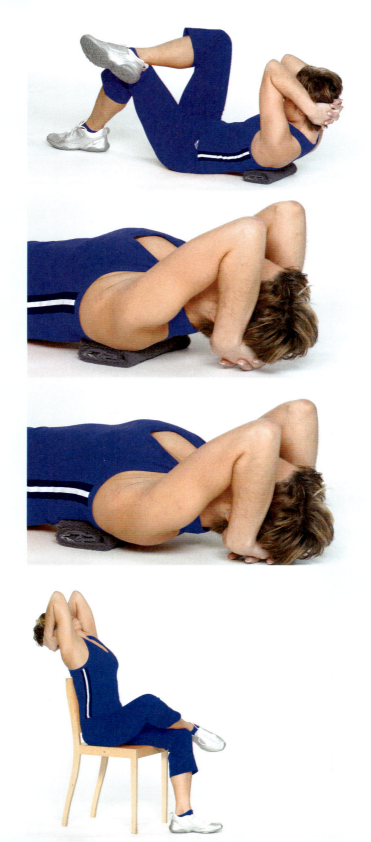

Übungen zur Selbsthilfe

84

Mobilisation der oberen und unteren Brustwirbelsäule

Ziel: Mobilisation der oberen Brustwirbelsäule in Streckung und Dehnung der Bauch- und Zwischenrippenmuskulatur

Übungsbeschreibung:
- Winkeln Sie in der Rückenlage ein Bein an und legen Sie auf dessen Knie den Fuß des anderen Beines.
- Legen Sie eine feste Rolle (zusammengerolltes Handtuch) mit ca. 10 cm Durchmesser – unter den Rücken etwa in Höhe der Schultern (für die obere Brustwirbelsäule). unterhalb Ihrer Schulterblätter etwa zwischen den Schulterblättern und dem hinteren unteren Rippenbogen (für die untere Brustwirbelsäule).
- Legen Sie Ihre gefalteten Hände von hinten an Ihre Halswirbelsäule und führen Sie Ihre Ellenbogen so weit wie möglich zueinander.
- Senken Sie langsam die Schultern zum Boden hin.

Wahrnehmung: Sie spüren ein Ziehen in der Brustwirbelsäule und eine Dehnung in den vorderen Muskeln des Brustkorbes.

Übungshinweise:
- Die Beugung der Beine bewirkt eine Aufrichtung des Beckens und weiterlaufend eine Streckung der Lendenwirbelsäule.
- Die Rolle darf nicht zu weich sein.
- Die Verschiebung der Rolle bewirkt eine Mobilisation im dortigen Bereich.
- Eine bewusste Ausatmung unterstützt die Entspannung und das Loslassen.
- Variation: Schieben Sie im Sitzen das Gesäß auf dem Stuhl bis an die Rückenlehne. Strecken Sie behutsam den Oberkörper nach hinten.

Fehlerquellen: Handtuchrolle hat zu geringen Durchmesser, Beine sind nicht übereinander geschlagen, Halswirbelsäule durch die Arme nicht fixiert, Becken ist nicht ausreichend fixiert.

Mobilisation der oberen und unteren Brustwirbelsäule

Ziel: Mobilisation der Brustwirbelsäule in Rotation

Übungsbeschreibung:
→ Stellen Sie sich in Schrittstellung.
→ Ziehen Sie Ihren Bauchnabel leicht nach innen, um die Lendenwirbelsäule zu stabilisieren, und aktivieren Sie Ihren Beckenboden.
→ Schieben Sie mit ausladenden Bewegungen im Wechsel den rechten und den linken Arm nach vorn.

Wahrnehmung: Sie spüren ein leichtes Ziehen in der Brustwirbelsäule und eine Spannung in den vorderen Muskeln des Brustkorbes.

Übungshinweise:
→ Diese Übung ist gut für den Alltag geeignet.

Fehlerquellen: Becken nicht ausreichend muskulär fixiert, sodass es sich mitbewegt

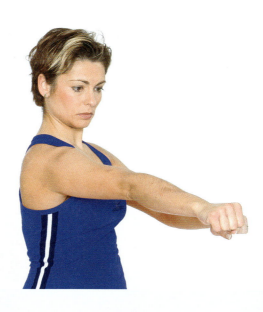

Übungen zur Selbsthilfe

Drehdehnlagerung

Ziel: Mobilisation der Brustwirbelsäule in Rotation

Übungsbeschreibung:
- Legen Sie sich auf Ihre rechte Seite und winkeln Sie beide Beine mindestens rechtwinklig an. Fixieren Sie mit der rechten Hand die Knie.
- Drehen Sie Ihre obere Schulter mit gestrecktem Arm nach hinten und schauen Sie Ihrer Hand nach.
- Lassen Sie Oberkörper und einen Arm langsam nach unten absinken.

Wahrnehmung: Sie spüren eine Dehnung auf der Brustmuskulatur und im Rückenbereich.

Übungshinweise:
- Diese Übung dient auch zur Verbesserung der Drehbeweglichkeit der Lendenwirbelsäule.
- Es dürfen keine Beschwerden im Schultergelenk auftreten (dann ggf. Arm anwinkeln).
- Durch unterschiedliches Abwinkeln des Armes werden verschiedene Anteile der Brustmuskulatur gedehnt.
- Versuchen Sie, bei der Ausatmung Spannung herausfließen zu lassen.

Fehlerquellen: Brustkorb wird nicht gedreht, Schultern und Arm sind nicht nach hinten gedreht, Augen schauen der Hand nicht nach

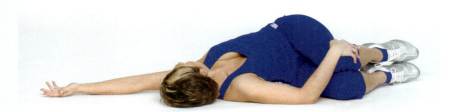

Drehdehnsitz

Ziel: Mobilisation der Brustwirbelsäule in Drehung (mit Stuhl, am Boden)

Übungsbeschreibung:
→ Legen Sie den linken Oberschenkel über das rechte Bein. Fassen Sie mit der rechten Hand das linke Knie.
→ Ziehen Sie das linke Bein weiter nach rechts.
→ Schauen Sie über die linke Schulter und drehen Sie diese nach links hinten. Ziehen Sie sich behutsam an der Lehne weiter zur Seite.
→ Halten Sie die Position 10–15 Sekunden.

Wahrnehmung: Sie spüren die Dehnung an der Hüftaußenseite, am oberen Rücken und am Nacken.

Übungshinweise:
→ Beim Drehdehnsitz am Boden haben beide Gesäßhälften Kontakt zum Boden.
→ Achten Sie auf eine aufrechte Haltung.
→ Führen Sie diese Übung nicht in der Akutphase durch.
→ Falls Schmerzen im Hüftgelenk auftreten, variieren Sie die Beinstellung.

Fehlerquellen: aufrechte Haltung wird nicht beibehalten, linkes Knie bleibt während der Übung nicht fixiert, ruckhaftes Ziehen an der Lehne

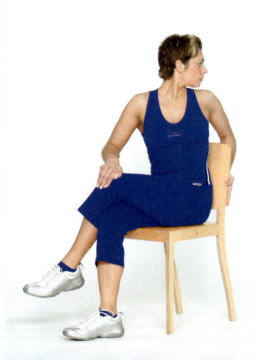

Seitneigung Oberkörper

Ziel: Mobilisation des Brustkorbs und der Rippen, Dehnung der hinteren Oberarmmuskulatur

Übungsbeschreibung:
→ Beugen Sie den rechten Unterarm.
→ Umfassen Sie Ihren rechten Ellbogen mit der linken Hand und heben Sie ihn an nach oben Richtung Decke.
→ Neigen Sie den Oberkörper nach links und atmen Sie tief in die rechte Seite.

Wahrnehmung: Sie spüren die Dehnung an der Seite des Brustkorbs und in der hinteren Oberarmmuskulatur.

Übungshinweise:
→ Schauen Sie während der Übung nach vorn.
→ Diese Übung dient der Verbesserung der Einatemfähigkeit.
→ Die Übung verbessert die Beweglichkeit zwischen Lungen- und Rippenfell, vor allem aber auch der Rippengelenke und Rippenzwischenräume.

Fehlerquellen: nach unten schauen, nicht Anheben des gebeugten Ellenbogens, Oberkörper wird verdreht, Ellbogen wird nicht hinter den Kopf gezogen

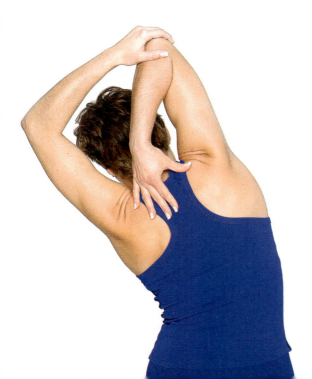

Beweglichkeit Zwerchfell – Zwerchfelllift

Ziel: Dehnung des Zwerchfells und Verbesserung des Flüssigkeitsaustauschs (Drainage)

Übungsbeschreibung:
→ Stellen Sie in Rückenlage die Beine auf. Haken Sie die gespreizten Finger am Rippenbogen vorsichtig und langsam ein.
→ Atmen Sie tief mit dem Brustkorb ein und heben Sie gleichzeitig mit Hilfe Ihrer Hände den unteren Rippenrand nach oben und außen. Halten Sie bei der Ausatmung die Rippen in der neuen Position.
→ Versuchen Sie bei der darauf folgenden Einatmung die Rippen noch weiter anzuheben. Nach einigen Atemzyklen werden sich die Rippen nicht mehr anheben lassen.
→ Halten Sie nach dem letzten Ausatmen kurz die Atmung an und versuchen Sie den Bauch einzuziehen. Bleiben Sie für 3 bis 5 Sekunden in dieser Haltung. Lösen Sie die Spannung.
→ Wiederholen Sie den kompletten Ablauf 2–3-mal.

Wahrnehmung: Sie spüren einen Zug zwischen Ihren Fingern oder gar einen unangenehmen Druck in der Oberbauchgegend.

Übungshinweise:
→ Das Zwerchfell hat über bindegewebige Stränge Verbindungen zur Halswirbelsäule, die die Halswirbelsäule in ihrer Stellung oder Funktionsweise beeinflussen können.
→ Das Zwerchfell ist eine wichtige Querstruktur, die den gesamten Rücken beeinflusst.

Fehlerquellen: Schultern hochziehen, Kopf überstrecken, nicht tief genug einatmen

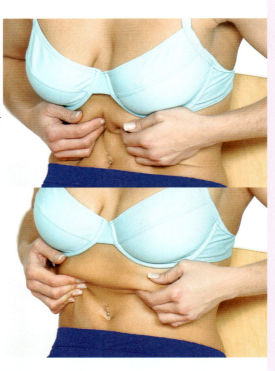

Übungen zur Selbsthilfe

Mobilisation der Lendenwirbelsäule und des Kreuzdarmbeingelenks

Ziel: Mobilisation der Lendenwirbelsäule und des Kreudarmbeingelenks

Übungsbeschreibung:
- Legen Sie sich ausgestreckt in Rückenlage.
- Schieben Sie abwechselnd die gestreckten Beine aneinander vorbei, sodass sich die Bewegung auf das Becken überträgt.
- Führen Sie die Bewegungen nach einer kurzen Übungszeit schneller durch.

Wahrnehmung: Sie spüren die Beckenbewegungen und die kleinen Bewegungen am Übergang Lendenwirbelsäule und Kreuzbein.

Übungshinweise:
- Das Hin- und Herbewegen fördert die Durchblutung in der verkrampften Region und das Gelenkspiel im Kreuzdarmbeingelenk.

Fehlerquellen: Bewegungen zu klein oder zu verkrampft

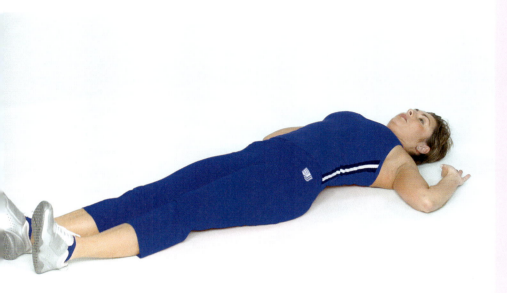

Hubfreie Mobilisation der Lendenwirbelsäule

Ziel: Mobilisation der Lendenwirbelsäule

Übungsbeschreibung:
→ Winkeln Sie in der Seitenlage die Beine etwa 45 Grad an und legen Sie ein Handtuch unter die Taille.
→ Kippen Sie in kleinen, langsamen Bewegungsausschlägen das Becken 30 Sekunden lang nach vorn und nach hinten.
→ Nach einer Erholungspause von 10 Sekunden wiederholen Sie die Übung 3–4-mal.

Wahrnehmung: Sie spüren die Beckenbewegungen und Wärme im Beckenbereich.

Übungshinweise:
→ Hubfrei bedeutet, die Bewegungsachse steht vertikal, und die Muskeln müssen nicht gegen die Schwerkraft arbeiten.
→ Das Hin- und Herbewegen fördert die Durchblutung in der verkrampften Region, vergrößert schonend das Bewegungsausmaß und hilft, Bewegungen wieder einzuschleifen.
→ Halten Sie den Kopf in Verlängerung der Wirbelsäule.
→ Eine hubarme Variation ist die bekannte Beckenbewegung im Vierfüßlerstand (Pferderücken – Katzenbuckel).

Fehlerquellen: Bewegungsdurchführung zu hektisch, Handtuch in der Taille im Durchmesser zu groß

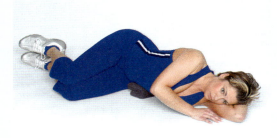

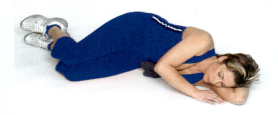

Dehnung kurze Nackenmuskeln

Ziel: Dehnung der Rückwärtsbeuger des Kopfes und des Nackens

Übungsbeschreibung:
→ Ziehen Sie das Kinn ein und machen Sie eine Nickbewegung.
→ Legen Sie die rechte Hand dicht unterhalb des Kopfansatzes und fixieren Sie somit die Halswirbelsäule.
→ Greifen Sie mit der linken Hand über den Hinterkopf und ziehen Sie ihn nach oben vorn (Nickbewegung). Halten Sie die Position 8–15 Sekunden.

Wahrnehmung: Sie spüren die Dehnung der kurzen Nackenmuskeln direkt am Kopfansatz.

Übungshinweise:
→ Lehnen Sie sich mit dem Rücken während der Dehnung an eine Stuhllehne oder Wand.
→ Sie spüren meist nur eine leichte Dehnung an der oberen Nackenrückseite direkt am Kopfansatz.
→ Bei Schmerzen oder Unwohlsein ist die Übung abzubrechen.

Fehlerquellen: Kopf zu stark nach unten ziehen, Schulter und Rücken gehen mit nach vorn, Hand greift Nacken zu tief, Hand fixiert Nacken nicht

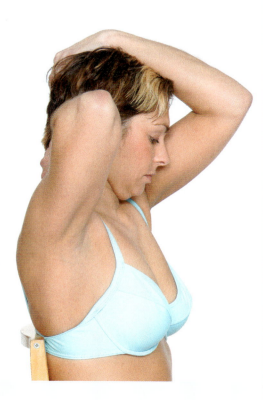

Übungen zur Selbsthilfe

Dehnung und Entspannung Kiefergelenk

Ziel: Dehnung und Entspannung der Kiefergelenksmuskulatur
Übungsbeschreibung:
→ Fassen Sie mit der linken Hand an die rechte Schläfe. Legen Sie Zeige- und Mittelfinger oberhalb des rechten Kiefergelenks vor das rechte Ohrläppchen.
→ Legen Sie die rechte Hand an die rechte Wange. Ziehen Sie die rechte Hand leicht nach unten und halten Sie die Position 8–15 Sekunden.
→ Wechseln Sie die Seite.

Wahrnehmung: Sie spüren eine Dehnung an der rechten Kieferseite und leichten Druck an der linken Kieferseite.

Übungshinweise:
→ Auch wenn Sie nur eine leichte Dehnung an der rechten Kieferseite (innerer Flügelmuskel, Kaumuskel und Schläfenmuskel) spüren, ist diese Übung wirksam.

→ Sie finden das Kiefergelenk, indem Sie Ihren Mund langsam ein paarmal auf- und zumachen. Führen Sie dabei Ihren Finger entlang des Kiefers Richtung Ohr. In Höhe vor dem Ohrläppchen befindet sich das Gelenk.
→ Es gibt eine Verschaltung von Muskelketten von der Lendenwirbelsäule bis zum Kiefergelenk bzw. umgekehrt.
→ Als Variation fassen Sie mit der flachen Hand jeweils rechts und links an die Wange. Die Zeigefinger liegen jeweils vor den Ohrläppchen. Ziehen Sie mit den Händen behutsam den Unterkiefer nach unten und halten diese Position für ca. 10 bis 15 Sekunden oder auch länger. Wiederholen Sie diese Ausführung 3-4-mal.

Fehlerquellen: Kopf wird verdreht, der Finger drückt zu sehr – schmerzhaft – auf das Gewebe

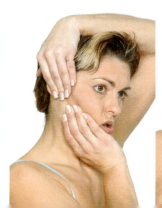
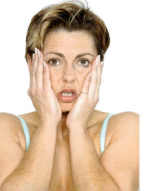

Dehnung Kapuzenmuskulatur

Ziel: Dehnung der seitlichen Hals-Nacken-Muskulatur

Übungsbeschreibung:
- Neigen Sie den Kopf nach links in Richtung Schulter.
- Schieben Sie die rechte Hand nach unten.
- Halten Sie die Position 8–15 Sekunden.
- Wechseln Sie die Seite.

Wahrnehmung: Sie spüren die Dehnung auf der seitlichen Hals-Nacken-Muskulatur.

Übungshinweise:
- Sie dürfen keine Schmerzen spüren, weder auf der gedehnten noch auf der anderen Seite.
- Die Übung kann in verschiedenen Bewegungswinkeln ausgeführt werden (Blick leicht nach oben oder unten), wo die Dehnung am meisten spürbar ist.
- Zur Intensivierung können Sie den Kopf mit der gleichseitigen Hand noch fixieren, ohne daran zu ziehen.

Fehlerquellen: Schultern sind angehoben, Kopf ist zur falschen Seite geneigt

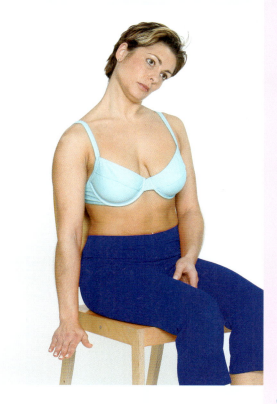

Dehnung Schulterblattheber

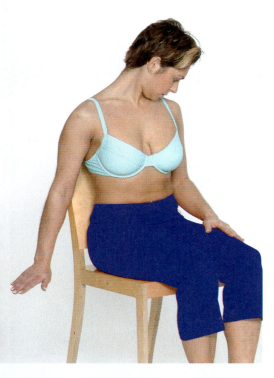

Ziel: Dehnung der seitlichen Hals-Nacken-Muskulatur

Übungsbeschreibung:
- Schauen Sie in die linke Achselhöhle.
- Neigen Sie dazu den Kopf nach vorn und drehen Sie ihn so weit wie möglich nach links.
- Schieben Sie Ihre rechte Hand hinter dem Gesäß nach unten und neigen Sie den Oberkörper nach links. Halten Sie die Position 8–15 Sekunden.
- Wechseln Sie die Seite.

Wahrnehmung: Sie spüren die Dehnung an der rechten Nackenseite bis hinunter zum Schulterblatt.

Übungshinweise:
- Lehnen Sie sich mit dem Rücken während der Dehnung an eine Stuhllehne oder Wand.
- Zur Intensivierung fixieren Sie den Kopf mit der linken Hand.
- Sie spüren meist nur eine leichte Dehnung an der oberen Nackenrückseite.
- Bei Schmerzen oder Unwohlsein ist die Übung abzubrechen.

Fehlerquellen: Blick in die falsche Achselhöhle, falscher Arm greift über den Kopf, Kopf ist zu wenig gedreht und geneigt, Rücken wird gekrümmt

Dehnung Brustmuskulatur

Ziel: Dehnung der Brustmuskulatur

Übungsbeschreibung:
→ Stehen Sie seitlich zur Wand (Türrahmen) und stellen Sie das wandnahe Bein nach hinten.
→ Legen Sie den wandnahen Arm etwa 45 Grad nach hinten an die Wand.
→ Drehen Sie den Körper zur Mitte.
→ Halten Sie die Position 10–15 Sekunden.

Wahrnehmung: Sie spüren eine Dehnung an der Brust und bei gestrecktem Arm an der Vorderseite des Oberarms und der Schulter.

Übungshinweise:
→ Diese Übung dient auch zur Verbesserung der Drehbeweglichkeit der Brustwirbelsäule.
→ Es sollen keine Beschwerden im Schultergelenk auftreten.

Fehlerquellen: Der Arm ist waagrecht abgewinkelt, der Oberarmkopf wird nach vorn geschoben, der Arm ist nicht nach außen gedreht, Körper wird gebeugt, die wandnahe Schulter ist zu Beginn der Übung nach oben und nach vorn positioniert

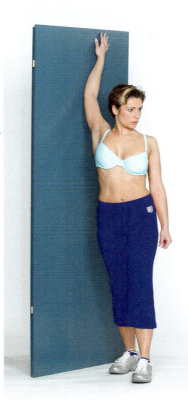

Übungen zur Selbsthilfe

Dehnung tiefe Gesäßmuskulatur

Ziel: Dehnung und Entspannung der tiefen Gesäßmuskulatur

Übungsbeschreibung:
- Winkeln Sie in Rückenlage Ihr rechtes Bein an und halten Sie es mit Ihrer linken Hand am Knie in der Position.
- Legen Sie Ihre rechte Hand mit der Handfläche nach unten unter die rechte Hüfte.
- Ziehen Sie mit der linken Hand das gebeugte Bein behutsam nach links. Der Kontakt zwischen Ihrer Gesäßhälfte und der rechten Hand soll bestehen bleiben.
- Wechseln Sie nach 30 Sekunden das Bein.

Wahrnehmung: Sie spüren ein deutliches Ziehen an der rechten Gesäßhälfte.

Übungshinweise:
- Ein Ziehen in der jeweiligen Gesäßhälfte ist erwünscht.
- Schmerzen in der Leiste sind zu vermeiden. Entweder Sie versuchen die Dehnung in einer anderen Hüftstellung oder Sie unterlassen diese Übung.

Fehlerquellen: Das Becken rotiert bei zunehmender Dehnung im Gesäß mit, Po wird abgehoben, Knie zu nahe am Oberkörper

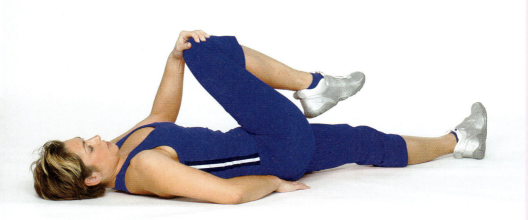

Dehnung der unteren Rückenmuskulatur

Ziel: Schmerzreduktion und Entspannung

Übungsbeschreibung:
→ Setzen Sie sich möglichst weit nach hinten auf einen Stuhl.
→ Neigen Sie Ihren Oberkörper nach vorn und legen Sie Ihre Schultervorderseite auf Ihren Knien ab.
→ Lassen Sie ganz locker und atmen Sie gleichmäßig ein und aus.

Wahrnehmung: Sie können eine Dehnung im Lendenwirbelsäulenbereich spüren.

Übungshinweise:
→ Auch wenn die Atmung durch Verengung des Brust- und Bauchraums eingeschränkt ist, versuchen Sie gleichmäßig zu atmen.
→ Bei auftretenden Schmerzen ist diese Übung zur Entspannung nicht geeignet.
→ Sie dürfen diese Mobilisation nicht im Akutstadium durchführen.

Fehlerquellen: Sie rutschen mit Ihrem Gesäß nach vorn ab. Sie spüren Einklemmungserscheinungen in der Leiste

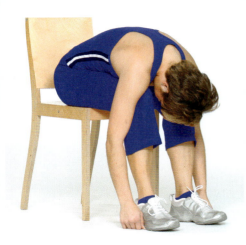

Mobilisation der Rückenmarkshaut und des Nervensystems

Ziel: Mobilisation der Rückenmarkshaut/des Nervensystems im Wirbelsäulenkanal

Übungsbeschreibung:
- Legen Sie sich entspannt auf den Rücken. Unterstützen Sie die Halswirbelsäule und den Kopf mit einem flachen Kissen. Strecken Sie die Beine.
- Legen Sie die Zeige- bis Kleinfinger jeweils links und rechts neben die Wirbelsäule direkt unterhalb des Kopfes.
- Drücken Sie mit den Fingern zuerst auf die Muskulatur und machen Sie dann eine Nickbewegung (Doppelkinn) mit Ihrem Kopf nach unten. Ziehen Sie anschließend beide Füße maximal an.
- Lassen Sie die Finger und Füße locker. Bewegen Sie Ihren Kopf zurück in die Ausgangsposition. Wiederholen Sie die Übung 10–15-mal.

Wahrnehmung: Sie spüren ein leichtes Ziehen entlang der Rückseite Ihres Körpers in der Wade, Kniekehle, Oberschenkel, Rücken und/oder Kopf.

Übungshinweise:
- Leichter Zug entlang der Wirbelsäule ist akzeptabel, jedoch kein Unwohlsein, Schmerz oder gar einschießender Schmerz.
- Leiten Sie die Nickbewegung mit Ihren Augen ein, indem Sie zuerst nach unten schauen, bevor Sie mit dem Kopf folgen.
- Führen Sie die Bewegung langsam und behutsam durch.

Fehlerquellen: Zu schnelles Ausführen der Übung, nicht die Reihenfolge der Ausführung einhaltend

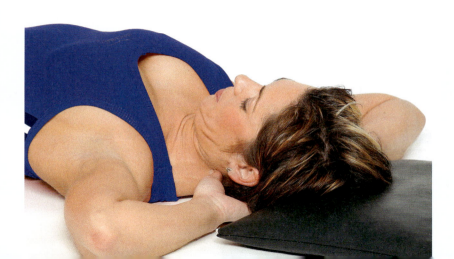

Mobilisation Nervensystem

Ziel: Mobilisation Nervensystem
Übungsbeschreibung:
→ Setzen Sie sich auf einen Tisch. Legen Sie Ihre Hände hinten an Ihre Lendenwirbelsäule.
→ Beugen Sie den Hals, die Brustwirbelsäule und abschließend die Lendenwirbelsäule äußerst behutsam so weit wie möglich, sodass letztlich ein runder Rücken entsteht.
→ Halten Sie diese Position. Strecken Sie behutsam ein Bein nach vorn und wiederholen Sie das Strecken 3–4-mal, bevor Sie zum anderen Bein wechseln.
→ In einem zweiten Durchgang ziehen Sie am gestreckten Bein den Fuß vorsichtig maximal mit an.

Wahrnehmung: Ein angenehmes Ziehen entlang der Wirbelsäule oder einzelner Abschnitte ist erlaubt, ebenso in der Wadenmuskulatur oder auf der Oberschenkelrückseite.

Übungshinweise:
→ Bei Stechen, scharfkantigem Schmerz, eintretenden Sensibilitätsstörungen wie Kribbeln oder Taubwerden sowie Unwohlsein ist diese Übung abzubrechen, und sprechen Sie mit Ihrem Arzt oder Physiotherapeuten.
→ Diese Übung ist sehr vorsichtig, langsam und behutsam durchzuführen.
→ Diese Übung nicht in der Akutphase durchführen.
→ Die Füße dürfen den Boden nicht berühren.

Fehlerquellen: kein konzentriertes und behutsames Vorgehen bei der Ausführung

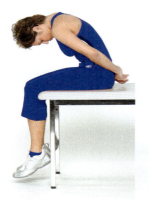
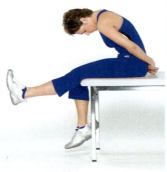

Ansteuerung der vorderen Halsmuskulatur

Ziel: Ansteuerung der vorderen Halsmuskulatur

Übungsbeschreibung:
→ Legen Sie sich entspannt auf den Rücken. Unterstützen Sie die Halswirbelsäule und den Kopf mit einem Kissen. Unterlagern Sie Ihre Knie.
→ Machen Sie eine Nickbewegung nach unten (Doppelkinn) und halten Sie diese Position für 8 bis 10 Sekunden.
→ Wiederholen Sie die Nickbewegung 5-mal. Danach machen Sie 5 Sekunden Pause.
→ Wiederholen Sie die ganze Übung 3-mal.

Wahrnehmung: Sie spüren Spannung in der vorderen Halsmuskulatur und ggf. eine leichte Dehnung in der Nackenmuskulatur.

Übungshinweise:
→ Lassen Sie die Schultern bei der Übung ganz locker.
→ Zur Verstärkung der Intensität können Sie Ihren Kopf auf dem Kissen leicht machen oder leicht vom Kissen abheben.
→ Übung eignet sich nach Mobilisation der Halswirbelsäule.

Fehlerquellen: Luft anhalten, nicht weiteratmen, beim Kopfabheben die Nickbewegung nicht einhaltend

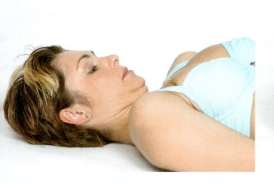
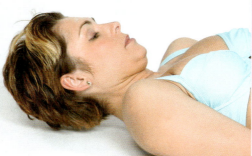

Übungen zur Selbsthilfe

Ansteuerung Schulterblattmuskulatur

Ziel: Ansteuerung der Zwischen-Schulterblattmuskulatur

Übungsbeschreibung:
→ Stellen Sie sich entspannt an eine Wand, die Füße stehen zwei Fußlängen entfernt.
→ Machen Sie eine kleine Nickbewegung nach unten und drücken Sie die Handrücken gegen die Wand. Halten Sie die Spannung 8–10 Sekunden.
→ Ziehen Sie bewusst die Schulterblätter Richtung Wirbelsäule und nach unten Richtung Gesäß.

Wahrnehmung: Sie spüren die Spannung in der Muskulatur zwischen den Schulterblättern.

Übungshinweise:
→ Kopf, Schultern, Lendenwirbelsäule und Gesäß behalten Kontakt zur Wand.
→ Verhindern Sie das Hohlkreuz, indem Sie Ihr Becken leicht nach hinten kippen. Sichern Sie muskulär diese Position, indem Sie Ihren Bauchnabel leicht nach innen ziehen.
→ Achten Sie darauf, die Schultern nicht hochzuziehen.
→ Die Übung können Sie auch im Liegen durchführen.

Fehlerquellen: Schultern werden hochgezogen, Kopf wird überstreckt, Hohlkreuz

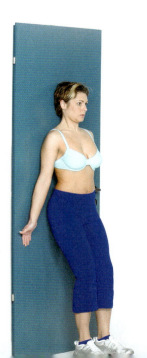

Übungen zur Selbsthilfe

Ansteuerung der vorderen stabilisierenden Muskulatur

Ziel: Ansteuerung der vorderen stabilisierenden Muskulatur in der Lenden-Becken-Region

Übungsbeschreibung:
→ Stellen Sie sich hüftbreit mit leicht gebeugten Beinen vor ein Fenstersims oder einen hohen Tisch.
→ Falten Sie die Hände und strecken Sie die Arme.
→ Drücken Sie behutsam mit Ihren Händen auf das Sims. Steigern Sie den Druck und halten Sie die maximale Spannung dann für 5–15 Sekunden. Lösen Sie die Spannung wieder.
→ Nach 10 Sekunden wiederholen Sie die Übung (5-mal). Lockern Sie danach Ihre Arme und wiederholen Sie das Übungsset 3-mal.

Wahrnehmung: Sie spüren die Spannung in der vorderen Rumpfmuskulatur.

Übungshinweise:
→ Atmen Sie gleichmäßig weiter.
→ Steigern Sie den Druck kontinuierlich.
→ Die Übung ist auch im Sitzen durchführbar.
→ Bei auftretenden Schmerzen verringern Sie zunächst die aufgebrachte Spannung oder brechen die Übung ab.

Fehlerquellen: Schultern hochziehen beim Anspannen

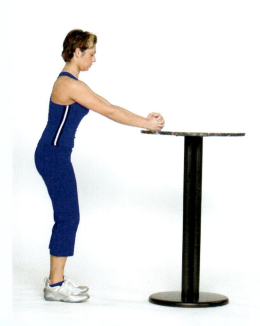

Ansteuerung der hinteren stabilisierenden Muskulatur

Ziel: Ansteuerung der hinteren stabilisierenden Muskulatur in der Lenden-Becken-Region

Übungsbeschreibung:
- Stellen Sie sich hüftbreit vor ein Fenstersims oder einen hohen Tisch.
- Falten Sie die Hände und strecken Sie die Arme.
- Legen Sie die gefalteten Hände unter das Fenstersims.
- Drücken Sie mit Ihren Händen behutsam von unten gegen das Sims. Steigern Sie den Druck und halten Sie die maximale Spannung dann für 5–15 Sekunden. Lösen Sie die Spannung wieder.
- Nach 10 Sekunden wiederholen Sie die Übung (5-mal). Lockern Sie danach Ihre Arme und wiederholen Sie das Übungsset 3-mal.

Wahrnehmung: Sie spüren die Spannung in der hinteren Rumpfmuskulatur.

Übungshinweise:
- Atmen Sie gleichmäßig weiter.
- Steigern Sie den Druck kontinuierlich.
- Übung ist auch im Sitzen durchführbar.

Fehlerquellen: Schultern hochziehen beim Anspannen

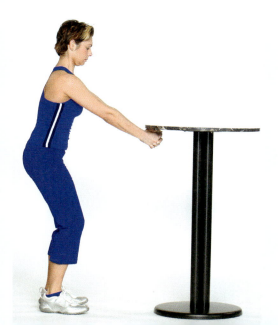

Übungen zur Selbsthilfe

Ansteuerung der Beckenbodenmuskulatur

Ziel: Ansteuerung der Beckenbodenmuskulatur

Übungsbeschreibung:

→ Stehen Sie in aufrechter Haltung hüftbreit mit leicht angewinkelten Beinen. Lassen Sie die Arme locker seitlich am Körper hängen und berühren Sie mit Ihrem Zeige- und Mittelfinger den jeweiligen Sitzbeinhöcker.

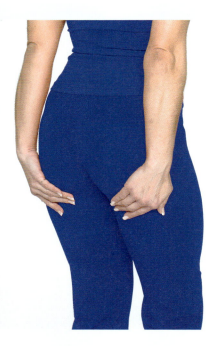

→ Bringen Sie beide Sitzbeinhöcker zueinander, ohne aber die Gesäßmuskeln zusammenzukneifen.
→ für Frauen: Versuchen Sie Ihre Schamlippen zusammenzukneifen und in Richtung Bauchnabel hochzuziehen.
→ für Herren: Versuchen Sie zusätzlich in Gedanken Ihr Glied auf und ab zu bewegen.

Wahrnehmung: Sie spüren Spannung im Beckenbereich.

Übungshinweise:

→ Häufig besteht eine Beckenbodenschwäche, die ebenfalls Rückenschmerzen als Folgeerscheinung hervorrufen kann. Die Beckenbodenschwäche wird oft unterschätzt.
→ Aktive Beckenbodenmuskulatur ist nur in aufrechter Haltung möglich! Sobald Sie eine gekrümmte Haltung einnehmen, verlieren Sie die Stabilisierung des Beckenbodens.

Fehlerquellen: Verlust der aufrechten Haltung, Zusammenkneifen der Gesäßmuskulatur

Übungen zur Selbsthilfe

Ansteuerung der Ganzkörperspannung – Vierfüßlerunterarmstütz

Ziel: Ansteuerung der Ganzkörperspannung

Übungsbeschreibung:
- Legen Sie aus dem Vierfüßlerstand Ihre Unterarme auf Schulterhöhe flach auf den Boden.
- Schieben Sie Ihr Brustbein nach vorn und spannen Sie Ihre Rumpfmuskulatur an, indem Sie Ihren Bauchnabel leicht einziehen.
- Heben Sie beide Knie gleichzeitig wenige Zentimeter vom Boden ab.

Wahrnehmung: Sie spüren Spannung vor allem auf der Vorderseite des Körpers, besonders im Schulter-, Bauch- und Beinbereich.

Übungshinweise:
- Das Abheben eines Beines, also auch Abheben des Fußes, bewirkt eine zusätzliche Aktivierung der Rumpfmuskulatur, die dem einseitigen Absinken des Beckens entgegenwirken muss.
- Halten Sie Ihren Rücken gerade und den Kopf in Verlängerung der Wirbelsäule.

Fehlerquellen: Rundrücken, Wirbelsäule hängt durch, Kopf wird in den Nacken gezogen, Schultern sinken ab, Lendenwirbelsäule bleibt nicht fixiert beim Abheben der Knie oder Füße

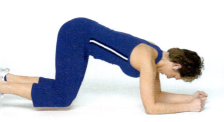
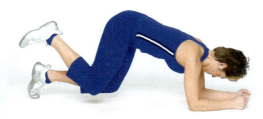

Ansteuerung der Ganzkörperspannung – «Türdrücken»

Ziel: Ansteuerung der Ganzkörperspannung, Türrahmenübung

Übungsbeschreibung:
→ Stellen Sie sich aufrecht in den Türrahmen. Legen Sie die linke Hand und den linken Unterarm von vorn gegen den Rahmen, die rechte Hand und den rechten Unterarm von hinten gegen den Türrahmen.
→ Drücken Sie 10–20 Sekunden mit beiden Händen und Unterarmen gegen den Türrahmen. Halten Sie dabei Ihren Körper in der ursprünglichen Ausgangsposition.

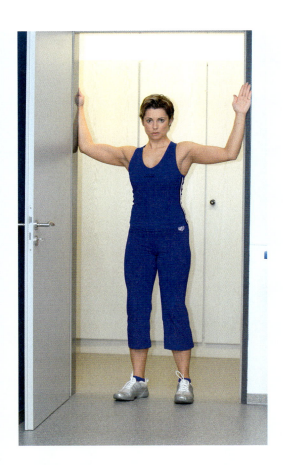

→ Wechseln Sie die Armposition und drücken Sie nach einer Pause von 10 Sekunden von der anderen Seite. Wiederholen Sie die Übung 3–5-mal.
Wahrnehmung: Sie spüren die Spannung im ganzen Körper.

Übungshinweise:
→ Der Druck sollte immer nur so stark sein, dass Sie das Becken und den Rumpf noch stabilisieren können und keine Ausweichbewegungen stattfinden.
Fehlerquellen: durchgedrückte Knie, Ausgangsstellung wird nicht beibehalten, Ausweichen des Rumpfes beim Spannungswechsel

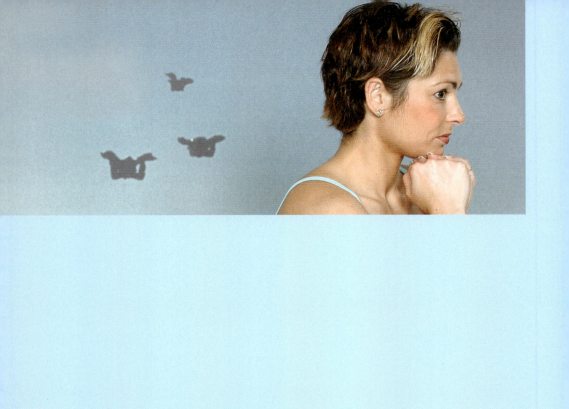

Selbsthilfe im Detail

Alle der hier beschriebenen Anwendungen können bei Schmerzen des Nackens und Rückens hilfreich sein. Selten ist aber eine Methode für alle Menschen immer die richtige. Wenn es bei Ihnen durch Wärme zu einer Zunahme der Schmerzen kommt, probieren Sie, zunächst bitte erst vorsichtig, eine Kälteanwendung.

Wärmeanwendungen	Wärmflasche
	Kirschkernsäckchen
	Ätherische Öle
	Duschen
	Temperiertes Bad
	Fußbad
	Rotlichtlampe
	Feuchtwarme Umschläge, z. B. heiße Kartoffelauflage
	Wärme-Pflaster
	Heublumensack
	Heiße Rolle
	Wickel
Kälteanwendungen	Gelkissen/Gelkühlbeutel aus Eisfach
	Kirschkernkissen aus Eisfach
	Eispackung
	Eiseinreibung
Lagerung	Stufenlagerung
	Rückenlage
	Seitenlage
	Bauchlage
Akupressur	Punkte, Bedeutung, Lokalisation
Triggerpunktmassage	Lokalisation und Behandlung

Bewegung spezifisch	Beweglichkeit: Traktion, Mobilisation, Dehnung
	Ansteuerung von Bewegung, Koordination von Bewegungsmustern
	Alltagsbewegungen
Bewegung allgemein	Ausgleichsbewegungen
	Weiterführende Bewegungsformen
Entspannungsmethoden	Tiefenmuskelentspannung oder Progressive Relaxation
	Ruhiges Atmen
Massagen	Partnermassage
	Fußmassage
Schmerzmittel	Schulmedizin
	Naturheilmittel
	Homöopathie

Wärmeanwendungen

Bei Verspannungen und Versteifung, bei Schmerzen in Gelenken oder Muskeln wie auch bei Überlastung und mangelnder Bewegung empfindet man leichte Wärme meistens als angenehm und erleichternd. Wärme fördert die Durchblutung und den Abtransport von schmerzverursachenden Ablagerungen. In der Akutphase können Sie mit Wärmeanwendungen schmerzentfernt (indirekte Methode) beginnen. Bei Schmerzen in der Lendenwirbelsäule würde sich hier eine Anwendung an Bauch, Brustwirbelsäule oder Kreuz-/Steißbein anbieten. Nach 3 bis 5 Tagen können Sie die Wärme direkt auf die betroffenen Stellen auflegen (direkte Methode).

Wichtig! Falls es unter der Wärmeanwendung nicht zu einer angenehmen Verbesserung kommt oder gar zu einer Verschlimmerung der Schmerzen, bitte sofort mit der Behandlung aufhören.

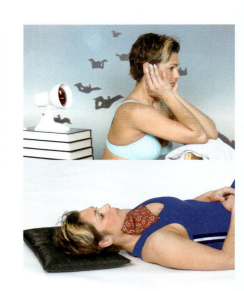

Wärmestauende oder heiße Anwendungen dürfen Sie niemals bei akuten Entzündungen, z. B. bei geschwollenen Gelenken, anwenden. Auch sollten Sie nicht unmittelbar davor oder danach rauchen oder Schwarztee bzw. Alkohol trinken. Das verengt die Blutgefäße und vermindert die Wirkung der Wärmeanwendung.

Wärmflasche

Füllen Sie die Wärmflasche mit heißem Wasser. Füllen Sie die Flasche zu drei Viertel voll und streichen Sie mit Ihrer Hand das obere Viertel Richtung Flaschenöffnung aus. Die Luft entweicht und die Wärmflasche kann sich der Körperform besser anpassen.

Kirschkernkissen

Erhitzen Sie das Kirschkernkissen in der Mikrowelle oder im Backofen. Im Backofen bei ca. 120 Grad ist das erhitzte Säckchen noch angenehm verträglich, ab 160 Grad darf es nicht mehr auf die

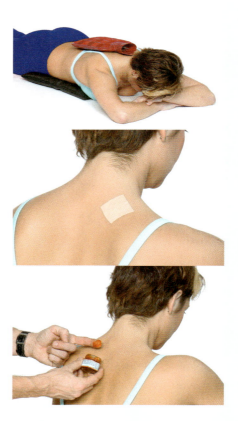

nackte Haut gelegt werden. Legen Sie ein dünnes Tuch dazwischen. Ein auf 150 bis 160 Grad erwärmtes Kirschkernsäckchen gibt noch nach über 40 Minuten angenehme, wohltuende Wärme ab. Bei Nachlassen der wärmenden Wirkung Kissen wieder abnehmen.

Ätherische Öle

Die oben beschriebene Wärmetherapie wird durch vorheriges Einmassieren von ätherischen Ölen noch verstärkt. Mischen Sie 2 Tropfen Angelika, 3 Tropfen Basilikum, 6 Tropfen Muskatellersalbei und 9 Tropfen Lavendel mit 70 ml Johanniskrautöl und massieren Sie die Mischung leicht ein. Ätherisches Rosmarin-Öl wirkt erwärmend, durchblutungsfördernd und entspannend.

Duschen

Lassen Sie einen heißen, noch tolerablen Wasserstrahl auf das schmerzhafte Gebiet treffen.

Temperiertes Bad

Baden Sie etwa 10–15 Minuten bei einer Wassertemperatur zwischen 38 und 39 Grad C. Trocknen Sie sich danach gut ab und ruhen Sie ca. 30 Minuten in einem möglichst angewärmten Bett nach. Ein Badezusatz wirkt entspannend, entkrampfend und schmerzlindernd. Beispielsweise können Sie Beinwellblätter (500 g frisch oder 200 g getrocknet) in 5 l kaltes Wasser ca. 12 Stunden ansetzen; erwärmen, abseihen und dem Badewasser zusetzen.

Fußbad

Viele Nervenbahnen enden an den Fußsohlen, somit kann von hier aus der gesamte Körper beeinflusst werden. Viele Menschen leiden unter kalten Füßen aus unterschiedlichen Ursachen. Insbesondere bei Stress, Angst und Schmerzen reagiert unser Körper mit kalten Füßen. «Jetzt bekomm ich kalte Füße!» heißt es häufig. Durch ein heißes Fußbad erweitern sich die Blutgefäße. Die Versorgung im gesamten Organismus mit Blut und den darin enthaltenen Nährsubstanzen für unser Gewebe wird gesteigert. Also auch am Bewegungs- und Stützsystem, in unserem Falle im Bereich der Wirbelsäule. Wärmestauende oder heiße Anwendungen niemals bei akuten Entzündungen – beispielsweise bei geschwollenen Gelenken – auflegen. Bei starken Krampfadern oder anderen Gefäßerkrankungen fragen Sie bitte Ihren Arzt.

Aufsteigendes Fußbad: Baden Sie Ihre beiden Füße in einer Schüssel mit 35 Grad warmem Wasser. Gießen Sie alle 5 Minuten heißes

Wasser hinzu, bis Sie eine Endtemperatur von 45 Grad erreichen. Baden Sie Ihre Füße bei 45 Grad etwa 5 Minuten. Dann gießen Sie kaltes Wasser nach, bis die Schüssel lauwarme Temperatur erreicht hat. Legen Sie sich danach für 30 Minuten ins Bett.

Rotlichtlampe
Lassen Sie die Lampe 15–20 Minuten bei ca. 25–30 cm Entfernung auf die betroffene Stelle wirken.

Feuchtwarme Umschläge, z. B. heiße Kartoffelauflage
Kochen Sie 5 Kartoffeln mit Schale weich, legen Sie sie in Küchenpapier und zerdrücken Sie die Kartoffeln. Anschließend legen Sie das Küchenpapier in ein Baumwolltuch und dieses so heiß wie möglich auf den Rücken.

Wärmende Salben
Massieren Sie mit dem Zeigefinger den Balsam mindestens 5 Minuten hauchdünn 2–4-mal täglich auf das betroffene Areal. Halten Sie die eingeriebene Stelle mit einem luftdurchlässigen Baumwolltuch o. Ä. warm. Wesentliche Inhaltsstoffe: Levomenthol, Kampfer, Cajeputöl, Pfefferminz. Achtung bei sehr empfindlicher Haut.

Wärme-Pflaster
Kleben Sie das Wärme-Pflaster auf das betroffene Gebiet. Die Haut sollte gereinigt (u. a. kein Schweiß) und unverletzt sein. Der Inhaltsstoff führt zu einer lokal erhöhten Durchblutung. Wechseln Sie das Pflaster täglich und bringen Sie den Wirkstoff nicht an die Schleimhäute, z. B. die Augen. Das Pflaster darf nicht mit Wasser in Kontakt kommen. Sie können das Pflaster je nach erforderlicher Größe auch zurechtschneiden. Legen Sie das übrig gebliebene Pflaster wieder in die Verpackung und schließen Sie die Packung zur Wiederverwendung. Bei empfindlicher Haut schonendes Pflaster (sensitiv/sensibel) ausprobieren. Variante: Oftmals ist Wärme, bzw. Therapie-Pads, mit langsamer Wärmeabgabe besser verträglich. Gleicher Wirkungsmechanismus wie ABC-Pflaster, jedoch keinen Cayennepfeffer, sondern Eisen und Kohle enthaltend. Dadurch hautfreundlicher und hypoallergen. Nach 30 Minuten Wirkungsgrad erreicht, der ca. 7–8 Stunden anhält.

Heublumensack
Der Heublumensack enthält durchblutungsfördernde und muskelentspannende Cumarine. In der Anwendung als Heublumensack sorgt man zusätzlich für

feuchte Wärme (42 Grad), die tief ins Gewebe eindringt. Wir weisen darauf hin, dass die Temperatur der Auflage dem individuellen Wärme- und Kälteempfinden des Betroffenen angepasst werden soll.
Hängen Sie das Heublumensäckchen über einen Topf mit kochendem Wasser. In dem Dampf ist das Säckchen nach ca. 30–60 Minuten völlig durchwärmt. Legen Sie das Säckchen auf Ihren Nacken, den Sie dann mit Ihrem Schal fixieren können.

Heiße Rolle

Falten Sie 3–4 Frottétücher der Länge nach einmal. Wickeln Sie das erste Tuch so auf, dass auf der einen Seite eine gerollte Spitze, auf der anderen Seite ein Trichter entsteht. Bevor das erste Tuch gänzlich gerollt ist, wird auf die letzten 10–15 cm das zweite Frottétuch aufgelegt. Rollen Sie die nächsten 2–3 Tücher genauso auf, bis ein großer Trichter entstanden ist. Rollen Sie sehr fest! Etwa 1 Liter heißes Wasser wird langsam in den Trichter gegossen. Fangen Sie in der Tiefe an und kreisen Sie mit dem Wasserstrahl langsam nach außen. Das Wasser sollte gut von den Tüchern aufgesogen werden, sodass wenig herausläuft. Die Rolle wird über der bloßen Haut hin- und hergewälzt. Wenn das äußere Tuch abkühlt, rollen Sie es ab, sodass das nächstwärmere Tuch mit der Haut in Berührung kommt. Lassen Sie das letzte Tuch noch ein paar Minuten auf der Haut liegen und decken Sie Ihren Körper mit einer Decke zu.

Wickel

Die heilende Wirkung besteht in der Einwirkung auf den Organismus. Wärme oder Kälte wirken anregend ein auf den Stoffwechsel, die Durchblutung, auf das vegetative Nervensystem sowie das Immunsystem. Die Anwendung von Wickeln ist ein altes und bewährtes Verfahren aus dem Bereich der Naturheilverfahren.
Ein Wickel besteht meist aus 3 Lagen. Als erste Lage dient das Leinentuch. Es wird angefeuchtet und kann weitere Wirkstoffe, z. B. Quark etc., enthalten. Es wird direkt faltenfrei auf die Haut gelegt. Darüber kommt ein Baumwolltuch. Als dritte Lage dient ein weiches Wolltuch, das die Wärme speichert.
Variation Retterspitz (äußerlich): Die flüssig-milchig-trübe Suspension enthält u. a. Rosmarin-Öl, Arnikatinktur und Thymol. Sie wirkt antientzündlich, schmerzstillend und abschwellend. Wird als Wickelflüssigkeit angewendet. Ein dünnes Leinentuch wird pur oder leicht verdünnt in Retter-

spitz getränkt, ausgewrungen und über die schmerzende Stelle gelegt.

Andere Wirkstoffe für innere Auflage: Quark 20%, Alkohol, Salben, Pasten.

Kälteanwendungen

Kälte reduziert die Schmerzempfindlichkeit (Betäubung) und sorgt somit für eine Symptomlinderung. Sie müssen jedoch davon ausgehen, dass die Ursache der Beschwerden damit nicht behoben ist.
Kälte nimmt aber auch Einfluss auf die Muskelspannung und wirkt damit entzündungshemmend. Kälteanwendungen können bei schmerzhaften Reizerscheinungen und akuten entzündlichen Prozessen (z. B. entzündete Nervenwurzel) lokal durchgeführt werden.
Die Anwendungsdauer von Kälte sollte 12–15 Minuten nicht übersteigen.
Größere Bewegungen und Belastungen sollten nach der Eisanwendung für die nächsten 60 Minuten reduziert werden.

Kälteanwendungen dürfen Sie nicht bei arteriellen Durchblutungsstörungen, Stoffwechselstörungen im Gewebe (trophische Störungen), Kälteallergien oder Empfindungsstörungen an der betroffenen Stelle durchführen.

Gelkissen/Kühlgelbeutel aus Eisfach
Legen Sie das Gelkissen in ein Papiertuch oder dünnes Handtuch und dann auf die betroffene Stelle.

Kirschkernkissen aus Eisfach
Im Sinne einer Kühlkompresse bleibt es aufgrund seiner Beschaffenheit lange kühl. Nach ca. 45 Minuten nach Entnahme aus dem Eisfach (– 20 Grad) gibt es seine wohltuende trockene Kälte ab. Es kann ohne Überzug direkt auf die Haut gelegt werden und fühlt sich oft angenehmer an als nasses Eis.

Eispackung
Geben Sie Eiswürfel in einen Leinensack. Lassen Sie sich durch Ihren Partner mit dem gefüllten Leinensack an den schmerzhaften Stellen einige Minuten massieren.

Eiseinreibung
Reiben Sie sich selbst oder lassen Sie sich von einem Partner mit Eiswürfel direkt im betroffenen Gebiet abreiben.

Lagerung

Im Prinzip können Sie jede für Sie angenehme, schmerzfreie Lagerung wählen. Die jeweilige Lagerung sollte aber nicht zur Dauerlagerung werden. In der Akutphase wechseln Sie zwischen schmerzfreier Lagerung und Bewegung ab. Die Stufen-, Rücken- und Seitlage bewirkt eine Druckminderung auf die Bandscheiben. Je nach Position der Wirbelgelenke kommt es zu einer Erweiterung der Zwischenwirbellöcher, sodass das umliegende Gewebe der Nerven druckentlastet wird. Ebenso kommt es zu einer Druckreduzierung auf den Knorpel der Wirbelgelenke.
Allerdings: Ausschließliche Bettruhe führt zu reduziertem Stoff-

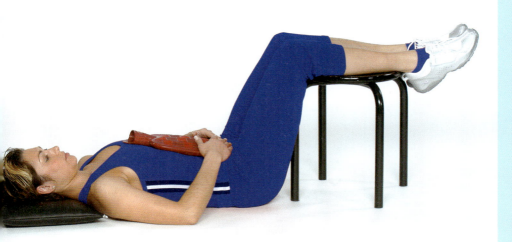

Selbsthilfe im Detail

wechsel in den Geweben, Muskelabbau und Konditionsrückgang, was zur Verschlimmerung der Symptomatik führen kann. Werden Sie also so bald wie möglich wieder aktiv.

Stufenlagerung

Legen Sie sich auf den Rücken und unterlagern Sie die Unterschenkel so, dass in der Hüfte nahezu ein 90-Grad-Winkel entsteht und Ihre Unterschenkel horizontal liegen.

Unterstützen Sie die Entspannung mit Wärme auf dem Bauch oder unter der Lendenwirbelsäule.

Unterlagern Sie allmählich die Lendenwirbelsäule mit einem Handtuch oder Lendenkissen.

Variation: Rückenlage

Unterlagern Sie den Kopf und/oder die Halswirbelsäule mit einem zusammengerollten Handtuch und die Knie mit einem zusammengerollten Kissen. Lassen Sie die Beine nach außen fallen.

Seitenlage

Legen Sie sich mit der nicht betroffenen Seite nach unten. Winkeln Sie das oben liegende Bein in Hüfte und Knie 90 Grad an und lagern Sie es auf einer mehrfach gelagerten Bettdecke. Ihre Unterschenkel sollten horizontal liegen. Der Kopf liegt in Verlängerung der Halswirbelsäule.

Bauchlage

Diese Lagerung geht schon in die therapeutische Richtung, indem man mechanisch auf die Bandscheibe in Korrekturrichtung einwirken möchte. Diese Lagerung, auch in der Liegedauer, ist nur bei

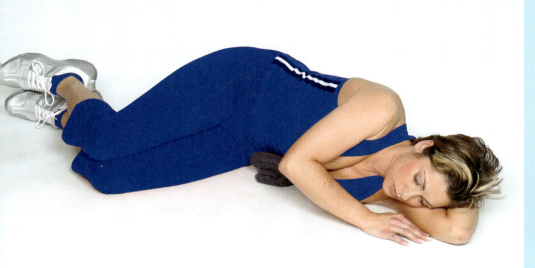

absoluter Beschwerdefreiheit durchzuführen.

Legen Sie sich auf den Bauch und stützen Sie sich auf Ihre Unterarme (Sphinx). Ihre Beine liegen so, dass Ihre Füße nach außen zeigen.
Beginnen Sie mit 1–2 Minuten, später auch bis zu 15–20 Minuten (Buch lesen) möglich.

Akupressur

Um den dritten Akupunkturpunkt auf dem Dünndarm-Meridian, kurz «Dü 3» genannt, gibt es eine Zone, die in besonderer Verbindung zur Wirbelsäule und ganz speziell zur Halswirbelsäule steht. Dieser Punkt hat sich besonders bei akuten Beschwerden der Wirbelsäule bewährt. Suchen Sie mit leichtem Druck Ihres Fingernagels in diesem Gebiet nach Stellen, die besonders empfindlich sind. Drücken Sie dort einige Minuten und bewegen Sie dabei ganz vorsichtig immer wieder die Wirbelsäule in dem schmerzhaften Bereich. Ist z. B. bei einem Hexenschuss das Beugen nach vorn schmerzhaft, sollten Sie sich während der Massage dieses Punktes immer wieder ganz leicht nach vorn beugen, bis Sie merken, dass dies leichter und schmerzfreier möglich ist. Bei Nackenschmerzen massieren Sie den Punkt, während Sie wiederholt leicht den Kopf in die zunächst schmerzhafte Richtung drehen. Wenn dies leichter und leichter möglich ist, können Sie den Kopf wieder mehr und weiter drehen.
Im Bereich der Brustwirbelsäule

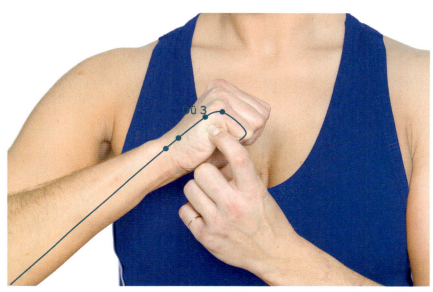

Punkte des Energiemeridians Dünndarm

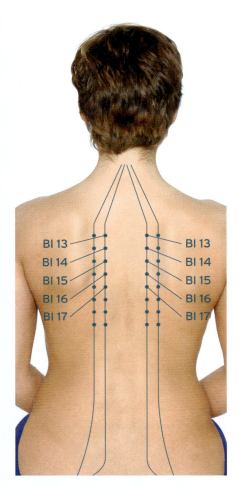

finden sich nahe der Mittellinie die Punkte des Blasenmeridians Nr. 14–18 und auch die Ergänzungspunkte «Huatuo». Diese können Sie über leichte Massage anregen oder durch Auflegen von Wärme aktivieren. In der chinesischen Medizin werden die Punkte über eine «Moxa»-Zigarre erwärmt, hierbei wird ein in einer zigarrenartigen Form zusammengepresster Kräuterextrakt entzündet und im Abstand von 1–2 cm über den Punkten gehalten. Sie können an diesen Stellen gezielt ein Wärmepflaster oder eine Wärmflasche auflegen.
Bestimmte Punkte des Energiemeridians Gallenblase, kurz «Gb», haben sich besonders bei Nacken-Kopfschmerzen bewährt. Überprüfen Sie die Punkte «Gb 12», «Gb 20». Auch der Punkt 10 des Blasenmeridians («Bl 10») kann, wenn er leicht druckempfindlich ist, zur entspannenden Akupressur benutzt werden.
Auch im Bereich der Ohrmuschel finden sich Projektionspunkte, die besondere Wirkung auf die Wirbelsäule haben. Massieren Sie die entsprechenden Bereiche der Ohrmuschel mit den Fingern oder üben Sie einige Minuten einen leichten Druck aus. Auch hier können Sie durch gleichzeitige Bewegungen der Wirbelsäule den Effekt verbessern.

Selbsthilfe im Detail

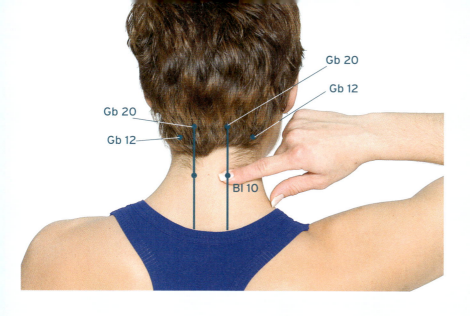

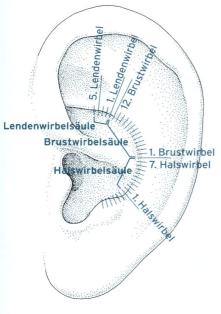

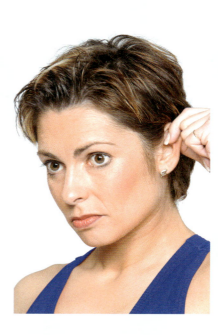

Triggerpunktmassage (Myofasziale Triggerpunkte)

Myofasziale Triggerpunkte sind knötchenförmige Auftreibungen im Muskel, die typischerweise einen dumpfen Schmerz lokal, aber auch in entfernten Körperregionen auslösen (fortgeleiteter Schmerz). Als Reaktion besteht die Tendenz zur Spannungserhöhung des unmittelbaren Muskelareals, was eine gestörte Zirkulation von Flüssigkeiten in diesem Gewebe zur Folge hat. Die Ernährung des Gewebes kann so weit beeinträchtigt sein, dass es selbst wieder zur Schmerzquelle wird. Es kommt zum Aufschaukeln des Schmerzes. In diesem Buch wollen wir uns auf die aktiven Triggerpunkte beschränken. Verschiedene Faktoren haben Einfluss auf die Aktivität von Triggerpunkten, z. B. Stress, ungünstige oder stereotypische Körperhaltungen oder -bewegungen.

Lokalisation
Verdächtige Muskelareale werden mittels Ihrer Fingerkuppe in Längs- und Querrichtung lokalisiert. Aktive Triggerpunkte reagieren meist schon bei leichtem Druck. Bei chronischen Beschwerden können Sie harte Knötchen ertasten (siehe Grafik Seite 126–127).

Symptome
Schmerz, lokal und fortgeleitet, Steifigkeit, Schwäche der Muskulatur, herabgesetzte Koordination von Bewegungsabläufen, Kältegefühl, Schwitzen im betroffenen Schmerzareal, gefühllose oder gefühlsverstärkte Hautareale, autonome Symptome wie Gänsehaut, Nasenlaufen, Speichelfluss, Körperfehlwahrnehmung oder verminderte Hauttemperatur in der Schmerzreflexzone.

Behandlung
Wenn Sie die betroffene Stelle ertastet haben, geben Sie Druck mit Ihrer Fingerkuppe auf diese Stelle bis zur Toleranzschwelle für ca. 60–90 Sekunden. Nach einer Pause von ca. 10 Sekunden können Sie den Vorgang noch einmal wiederholen.
Danach können Sie diese Stelle leicht ausmassieren oder den gesamten Muskel dehnen.

Bewegung

«Bewegung ist Leben» («panta rhei»), sagte schon Heraklit. Durch Bewegung gleiten verschiedene Gewebeschichten gegeneinander und bleiben für sich mobil. Die Durchblutung und der Stoffwechsel im gesamten Organismus wie auch im betroffenen Gewebe werden aufrechterhalten bzw. wiederhergestellt. Die Heilung in diesem Bereich kann stattfinden. Eingeschränkte Bewegungen können wieder vergrößert werden.
Bewegungsmangel wie auch unbewegliches Verharren in bestimmten Positionen wirken diesem Mechanismus entgegen. Darüber hinaus wirken wiederholte kleine Bewegungen schmerzlindernd und entspannend. Sie sollten versuchen, bewusst die Wirkung der Bewegungen wahrzunehmen, um gleichzeitig Ihre Körperwahrnehmung zu verbessern.

Allgemeine Hinweise

Das Wichtigste ist, sich viel im schmerzfreien Bereich zu bewegen.
Versuchen Sie Ihre Körperhaltung bei Alltagsbewegungen wie Sitzen, Stehen und Gehen in Richtung einer aufrechten Position zu verbessern und funktionell muskulär zu stabilisieren.
Wechseln Sie Ihre Haltungen häufiger, sowohl im Sitzen, Liegen und Stehen als auch zwischen Sitzen, Stehen und Gehen.
Nutzen Sie Bewegungsmöglichkeiten des Alltags und bauen Sie einfache Ausgleichsbewegungen wie Räkeln und Strecken in Ihren Tagesablauf ein.
Betreiben Sie weiterführend vor allem aerobe Ausdauerbelastungen wie Wandern, Walking, Nordic Walking, Schwimmen (Rückenschwimmen), Aquajogging, vorbereitende Übungen für ein späteres Krafttraining oder leichte Körperarbeit wie Yoga, Tai-Chi, Feldenkrais oder Alexander-Technik. Achten Sie darauf, dass Sie behutsam mit leichter Belastung beginnen, um den Heilungsprozess nicht zu behindern.

Hinweise zu den Übungen

Wir haben für die einzelnen Symptome aus dem Übungspool entsprechende Übungen ausgewählt. Benutzen Sie hier vor allem die Übungen, die Ihnen gut tun! Sie sollten aus den einzelnen Bereichen mindestens eine Übung auswählen. Übungen aus den Be-

Selbsthilfe im Detail

126

Triggerpunkte (Groborientierung)

vorn

1 Schläfenmuskel, M. temporalis
2 Flügelmuskel, M. pterygoideus medialis
3 Kaumuskel, M. masseter
4 Deltamuskel, M. deltoideus
5 großer Brustmuskel, M. pectoralis major
6 runder Einwärtsdreher, M. pronator teres
7 vorderer Schienbeinmuskel, M. tibialis ant
8 Kopfwender, M. sternocleidomastoideus
9 Unterschlüsselbeinmuskel, M. subclavius
10 Lendendarmbeinmuskel, M. iliiopsoas (tiefliegend)
11 kleiner Brustmuskel, M. pectoralis
12 Rippenhalter, M. scalenius

hinten

13 Kopfriemenmuskel, M. splenius capitis
14 Kapuzenmuskel, M. trapezius
15 langer radialer Handsteckmuskel, M. carpiradialis long
16 Obergrätenmuskel, M. supraspinatus
17 Untergrätenmuskel, M. infraspinatus
18 breiter Rückenmuskel, M. latissimus
19 birnenförmiger Muskel, M. piriformis (tiefliegend)
20 Schenkelbindenspanner, tensor fascia latae
21 Dreiköpfiger Wadenmuskel, M. triceps surae
22 zweiköpfiger Schenkelmuskel, M. biceps femoris
23 vielgeteilter Muskel, M. multifidius
24 Schulterblattheber, M. levator scapulae
25 Halsriemenmuskel, M. splenius cervicis
26 großer Rundmuskel, M. teres major

reichen Traktion, Mobilisation und Dehnung sind der motorischen Grundeigenschaft Beweglichkeit zuzuordnen, Übungen aus dem Bereich Ansteuerung der motorischen Grundeigenschaft Koordination.

Traktion Mittels einer durchgeführten minimalen Zugbewegung an einem Körperteil kommt es zu einem leichten Zug auf die Gelenkkapseln. Dies kann zu einer reflektorischen Entspannung sowohl für die Gelenkkapsel als auch für die entsprechende Muskulatur führen. Der Gelenkknorpel wird somit entlastet. Beginnen Sie mit einem ganz leichten Zug, Gradmesser ist Ihr Wohlgefühl. Die Dauer der Traktion kann 10 Sekunden bis zu wenigen Minuten betragen.

Mobilisation Ursachen von Bewegungseinschränkungen können vielfältig sein. Man unterscheidet zwischen reflektorischer und struktureller Bewegungseinschränkung. Regelmäßig durchgeführte Bewegungen (mit kleinen Bewegungsausschlägen bis hin zum endgradigen Bewegungsbereich) können zu einem Abbau pathologischer Prozesse führen, beispielsweise zum Lösen von Verklebungen der Kapsel, zwischen Menisken, Knorpelflä-che etc. Es kommt zu einer Wiederherstellung der Gleitfähigkeit zwischen zwei Gelenkflächen.

Dehnung Der Alltag stellt kaum noch Anforderungen an die Beweglichkeit, was zur Folge hat, dass wir unsere Gelenke meist nur noch in einem mittleren Bewegungsabschnitt benutzen. Bei auftretenden Schmerzen wird diese geminderte Beweglichkeit nochmals reduziert. Die Elastizität der Strukturen verringert sich, es kommt zur frühzeitigen Abnutzung von Knorpelstrukuren. Ein Teufelskreis entwickelt sich. Mit dem Dehnprogramm verbessern Sie neben vielen anderen positiven Wirkungen den Stoffwechsel verschiedener Strukturen, die Elastizität der Muskulatur und das Bewegungsausmaß der Gelenke.
Ein großes Ziel von Dehnungen ist die Ökonomisierung der Bewegungshandlung hinsichtlich Bewegungsgenauigkeit, Krafteinsatz und Bewegungsschnelligkeit.
Bezüglich der Ausführung von Dehnungen unterscheiden wir aus Erfahrung das «Kontrolldehnen» vom «therapeutischen Dehnen».

→ Kontrolldehnen (aktiv selbstgesteuertes Dehnen): Es dient

vorbeugend dem Funktionserhalt, das Bewegungsausmaß ist nicht eingeschränkt. Gehen Sie langsam an die maximal mögliche Dehngrenze heran, atmen Sie dabei etwa 2-mal tief durch und gehen langsam wieder in die Ausgangsstellung zurück.

→ Therapeutisches Dehnen: Es haben strukturelle Veränderungen im Gelenk stattgefunden. Sie kommen in Ihrem Bewegungsausmaß nicht mehr so weit, wie Sie es gewohnt waren. Gehen Sie langsam an die momentane Bewegungsgrenze, halten Sie dieses erreichte Ausmaß mindestens ca. 20 Sekunden und gehen Sie wieder langsam zurück in die Ausgangsposition. Wiederholen Sie diese Übung 3–4-mal. Führen Sie dieses Programm jeden Tag durch.

Ansteuerung Das Zusammenspiel verschiedener Muskeln führt zu natürlichen Bewegungen. Dieses Zusammenspiel (= Koordination) ist die optimale Verschaltung zwischen Muskeln, Nerven und dem im Gehirn bestehenden Bewegungsprogramm. Das Ziel sind präzise und ökonomische Bewegungsabläufe. Wir haben bewusst den Ausdruck Ansteuerung zur Beschreibung der Übungen gewählt, auch wenn Ihnen einige Übungen bereits aus Kräftigungsprogrammen bekannt sind.

Bei schmerzhaften Bewegungen oder Haltungen wird die Spannung der Muskulatur vom Körper über reflektorische Mechanismen herunterreguliert. Es kommt zur Diskoordination von Bewegungen. Ansteuerung meint, im schmerzfreien Zustand ganz gezielt Muskeln bzw. Muskelketten anzuspannen zur muskulären Führung einzelner Wirbelsegmente oder Wirbelsäulenabschnitte, zur Korrektur aus schmerzhafter Haltung und zur Neuprogrammierung koordinierter Haltung und Bewegungen.

Die Ansteuerung sollte nach Mobilisation, Traktion und Dehnung durchgeführt werden.

Versuchen Sie die in den Bildern gezeigte Haltung einzunehmen. Diese sollte schmerzfrei sein. Bei Schmerzen versuchen Sie durch kleine Veränderungen der Haltung in eine schmerzfreie Haltung zu gelangen.

→ Beginnen Sie vorsichtig und langsam mit dem muskulären Spannungsaufbau. Achten Sie dabei auf Ihre Atmung.
→ Halten Sie diese aufgebrachte Spannung für 8–15 Sekunden und gehen Sie langsam aus der Spannung wieder heraus.

→ Wiederholen Sie diesen Vorgang 5–8-mal. Die Übungen können Sie täglich mehrmals durchführen.

Entspannungsmethoden

Entspannung bedeutet im eigentlichen Sinne «nicht anspannen, loslassen, nicht aktiv sein». Entspannung beschreibt einen Zustand des ganzheitlichen Wohlbefindens, einer physischen und psychischen Gelöstheit, die mit Gefühlen wie Wärme, Schwere oder auch Leichtigkeit einhergeht. Lernt der Mensch, die unterschiedlichen Spannungszustände der Muskulatur wahrzunehmen, zu unterscheiden und sich bewusst vorzustellen, kann er gezielt Muskelspannungen abbauen und das Gefühl tiefer Entspannung erleben.

Tiefenmuskelentspannung oder Progressive Relaxation

Mit der Tiefenmuskelentspannung nach Jacobsen sollen Spannungszustände wahrgenommen und durch bewusstes Entspannen gelöst werden.
Die einzelnen Muskelgruppen des Körpers werden bei gleichmäßiger Atmung 5–7 Sekunden angespannt und danach wieder entspannt. Lassen Sie die Entspannung etwa 20–30 Sekunden wirken und achten Sie auf Empfindungen, die sich als Folge der An- und Entspannung einstellen können wie Prickeln oder ein Gefühl von Wärme und Schwere. Wenn Sie möchten, führen Sie die «Anspannung – Entspannung» bei jeder Muskelgruppe nochmals durch, bis Sie die Muskelgruppe tief entspannt wahrnehmen. Sie können die Tiefenmuskelentspannung in bequemer Kleidung im Sitzen oder im Liegen durchführen. Wenn alle Muskelgruppen entspannt sind, sollten Sie den Zustand der Entspannung noch eine Zeit lang genießen. Wandern Sie in Gedanken alle Körperpartien durch, bis Sie sich zurückholen, indem Sie sich recken und strecken und die Augen öffnen.

Übungen der Tiefenmuskelentspannung (7-Muskelgruppen-Verfahren)

Muskulatur	Übung
Rechte Hand, rechter Unterarm und Oberarm	Ballen Sie die rechte Hand zur Faust, winkeln Sie den Unterarm an und drücken Sie den Arm gegen die Unterlage. Alternative: Faust ballen und den ganzen Arm gestreckt gegen die Unterlage drücken
Linke Hand, rechter Unterarm und Oberarm	Ballen Sie die linke Hand zur Faust, winkeln Sie den Unterarm an und drücken Sie den Arm gegen die Unterlage
Gesicht	Machen Sie ein ganz kleines Gesicht oder ein Gesicht, als ob Sie auf etwas Saures beißen. Alternative: Zähne zusammenbeißen, Lippen aufeinander pressen, Nase rümpfen, Augen zusammenkneifen, Stirn runzeln
Hals und Nacken	Ziehen Sie das Kinn Richtung Brust und drücken Sie den Hinterkopf leicht gegen die Unterlage
Schultern und Oberkörper	Machen Sie den Rumpf hart wie ein Brett, ziehen Sie die Schulterblätter nach hinten unten, spannen Sie den Bauch an und kneifen Sie den Po zusammen

Selbsthilfe im Detail

Muskulatur	Übung
Rechter Fuß, rechter Unterschenkel und Oberschenkel	Ziehen Sie die Zehen heran und drücken Sie das gestreckte Bein nach unten gegen den Boden Alternative: Zehen strecken und Füße nach innen drehen oder Bein gestreckt leicht anheben
Linker Fuß, rechter Unterschenkel und Oberschenkel	Ziehen Sie die Zehen heran und drücken Sie das gestreckte Bein nach unten gegen den Boden

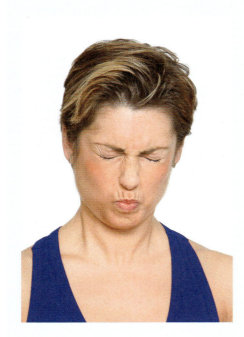

Ruhiges Atmen
Nichts symbolisiert besser den rhythmischen Wechsel von Spannung und Entspannung als die Atmung. Die Atmung ist die einzige organische Einheit und Funktion, die auch willkürlich steuerbar ist. Bewusst lassen sich Atemtiefe, Atemfrequenz und Atemzugvolumen verändern. Ruhiges Atmen ist eine sehr einfache und wirkungsvolle Methode, um Spannung und somit auch Schmerzen aus dem Körper «herauszuatmen». Eine positive Wirkung auf Körper und Geist wird schon durch bloße Hinwendung auf das Atmen erreicht. Der Atem fördert das Wohlbefinden umso mehr, je weniger man ihn beeinflussen will.

Atmen Sie langsam und tief ein und aus. Atmen Sie in Ihren Brustkorb und auch in Ihren Bauch. Zur Kontrolle legen Sie die eine Hand auf den Bauch, die andere auf Ihr Brustbein. Spüren Sie die zunehmende Entspannung mit jedem Ausatmen.

Massagen

Die Wirkungsmechanismen der Massage lassen sich u. a. in mechanische, biochemische, reflektorische, energetische und psychische Effekte einteilen. Massage ist zunächst ein mechanisches Einwirken auf unseren Körper bzw. unser Gewebe.

Bei langsamer und intensiver Durchführung kann die Massage Verspannungen, Verklebungen zwischen unterschiedlichen Gewebeschichten lösen. Es kommt zu einer vermehrten Durchblutung, auch in tieferen Schichten, zum gesteigerten Abtransport von Abfallprodukten und zur Schmerzlinderung. Sie führt zu einer schnelleren Erholung der Muskulatur und letztlich zu einer Leistungsverbesserung.

Partnermassage
Vorsichtige Massage des Partners durch langsame Kreiselungen mit Daumenballen oder Fingerkuppen im schmerzhaften Gebiet kann über bestimmte Reflexabläufe akut krampflindernd wirken.
Hilfsmittel: Igel, Tennisball.
Variante Reibungen: Kreisförmige Bewegungen mit den Fingern (meist Zeige- und Mittelfinger

nebeneinander angelegt, leicht gebeugt) oder Handballen. Diese Technik kann man selbst durchführen.

Variante Knetungen: Muskeln werden wie ein Teig weich und sanft durchgeknetet. Diese Anwendung ist eher mit einem Partner durchführbar. Dabei nehmen Sie das Gewebe (Haut und Muskel) zwischen Ihre Daumen und die geschlossenen Finger. Ihre Hände arbeiten dabei gegengleich.

Abschlussstreichung: Jede Massage wird mit einer sanften, zur Wirbelsäule gerichteten Abschlussstreichung beendet. Massieren Sie ausschließlich die Wirbelsäule, so wird am Schluss mehrmals vom Kopf Richtung Becken ausgestrichen.

Alle Finger sind dabei geschlossen. Der Daumen ist abgespreizt, aber ebenfalls auf der Haut liegend.

In der Akutphase oder bei starken Schmerzen können Sie auch zunächst entfernt vom betroffenen Gebiet massieren. Beispiel: Bei Schmerzen im Bereich der Lendenwirbelsäule massieren Sie zunächst im Bereich Ihres Kreuzbeins oder Gesäßes bzw. in Höhe der Brustwirbelsäule. Oder beginnen Sie an den Fußsohlen.

Bei Schmerzzunahme oder stärker werdendem Unwohlsein reduzieren Sie Ihren Druck oder brechen Sie die Massage ab.

Hinweise Nutzen Sie zur Massage Öle. Beispielsweise eignen sich die pflanzlichen Wirkstoffe (ätherische Öle: Arnika, Eukalyptus, Rosmarin, Wacholder, Latschenkiefer), in Johanniskraut gelöst. Diese dringen rasch in die Haut ein und wirken antientzündlich, schmerzstillend und durchblutungsfördernd.

ANWENDUNGSGEBIETE: akute und chronische Muskel- und Gelenkerkrankungen und Schmerzzustände.

Ätherisches Rosmarin-Öl wirkt erwärmend, durchblutungsfördernd und entspannend. Mischen Sie in der Hand 5 Tropfen von dem ätherischen Öl mit etwas pflanzlichem Massageöl.

Reiben Sie damit beispielsweise Ihren Nacken ein. Legen Sie sich anschließend einen Wollschal um Ihren Hals.

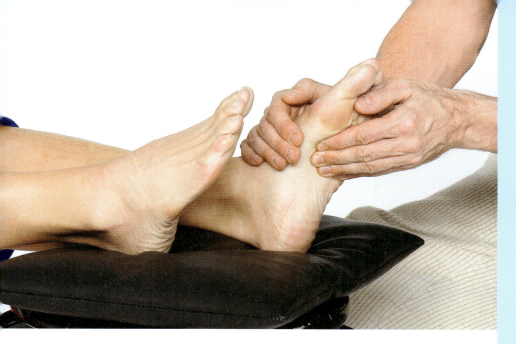

Fußmassage
Fußmassage wirkt entspannend über alle Wirbelsäulenabschnitte und ist somit geeignet für alle Symptome.

Legen Sie sich entspannt in die Rückenlage und die Beine hoch mittels einer Bettdecke oder Knierolle. Lassen Sie sich die Füße durch Ihren Partner wohltuend massieren.

Schmerzmittel – Schulmedizin, Naturheilmittel oder Homöopathie?

Vor der Einnahme von Schmerzmitteln ist es hilfreich, sich noch einmal die Bedeutung und den Sinn des Schmerzes zu verdeutlichen. Bei akuten oder plötzlichen Schmerzen werden durch den Schmerz Hinweise zur Ursache gegeben, gleichzeitig soll durch den Schmerz eine weitere Überlastung des Rückens vermieden werden. Bei der Einnahme von Schmerzmedikamenten ist es deshalb wichtig, dass nicht nur der Schmerz betäubt wird, sondern auch die Ursachen, z. B. Fehlhaltung, Überlastung, Bewegungsmangel oder Stress, berücksichtigt werden. Bedenken Sie auch, dass durch das Schmerzmittel schützende Reflexe vermindert werden, größere Belastungen oder Sport sollten dann vermieden werden.

Bei akuten oder stärkeren Schmerzen haben sich die Wirkstoffe Acetylsalicylsäure (ASS), Paracetamol, Diclofenac und Ibuprofen bewährt.

Paracetamol und ASS sind weit gebräuchliche Schmerzmittel, die auch bei Kopfschmerz, Fieber und Gelenkschmerzen helfen können. Mit Ibuprofen und Diclofenac, Medikamente, die auch entzündungshemmend wirken, lassen sich besonders gut Rückenschmerzen durch Verspannungen, Entzündungen und bei Verschleiß der Wirbelsäule behandeln.

Wirkstoff	Dosierung
Acetylsalicylsäure	Einzeldosis 500-1000 mg max. 4 Tabletten/Tag (2000 mg)
Paracetamol	Einzeldosis 500-1000 mg max. 4 Tabletten/Tag (2000 mg)
Ibuprofen	Einzeldosis 200 mg 1-6 Tabletten/Tag (1200 mg)
Diclofenac	Einzeldosis 12,5-25 mg max. 100-150 mg/Tag

Diese Mittel sind in kleinen Dosierungen in der Apotheke ohne Rezept erhältlich, bei stärkeren Beschwerden sollte aber unbedingt ein Arzt konsultiert werden, damit er das für Sie richtige Schmerzmedikament festlegen kann. Besprechen Sie bitte auch mit Ihrem Apotheker, welche Medikamente für Sie am besten geeignet sind und auf welche Nebenwirkungen Sie achten müssen. Die Medikamente können 8 bis 10 Stunden wirken und sollten ohne ärztlichen Rat nicht länger als 2–3 Tage eingenommen werden.

Vorsicht – Schmerzmittel können den Magen reizen

Bedenken Sie, dass alle diese Schmerzmittel die Widerstandskraft der Magen-Darm-Schleimhaut senken können, sodass die Einnahme bei Magengeschwüren oder bei Menschen mit sehr empfindlichem Magen reduziert oder ganz ausgesetzt werden muss. Auch bei bestimmten Erkrankungen oder Allergien sollten Sie diese Medikamente nicht verwenden. Lesen Sie die Beipackzettel und informieren Sie sich über weitere Einschränkungen.

Kombinationspräparate

Manche Schmerzmittel sind mit Vitaminen oder weiteren Schmerzmitteln kombiniert. Um Nebenwirkungen zu reduzieren, sollten Sie diese Kombinationsmedikamente nur auf Empfehlung und nach Rücksprache mit Ihrem Arzt einnehmen.

Gehören Sie zu den Menschen, die allgemein schnell und stark auf Medikamente reagieren, kann es ausreichend sein, mit einer kleineren Dosierung (z. B. 100 mg Ibuprofen = ½ Tablette) zu beginnen. Auch bei Menschen mit empfindlichem Magen lässt sich so oftmals noch eine gute Schmerzwirkung erreichen. Bei starker Empfindlichkeit ist manchmal der Wirkstoff in Zäpfchenform besser verträglich. Nehmen Sie die Höchstdosis nur nach Rücksprache mit Ihrem Arzt ein!

Naturheilmittel

Unter Naturheilmitteln versteht man Präparate mit pflanzlichen Inhaltsstoffen, die zur Behandlung unterschiedlicher Erkrankungen genutzt werden. Schmerzlindernde Präparate werden als Tabletten, Salben oder Tees angeboten. Zumeist ist ihre akute Wirkung nicht so ausgeprägt wie bei den «schulmedizinischen» Schmerzmedikamenten, deswegen werden sie gern bei leichteren Beschwerden eingesetzt. Oftmals sind sie besser verträglich und können ohne oder mit geringeren Nebenwirkungen wiederholt angewendet werden. Neben Weidenrindenextrakt, der auch den Schmerzhemmer Salicylsäure enthält, können Extrakte aus Brennnessel, Teufelskralle oder Auszüge aus Goldrutenkraut und Eschenrinde schmerzlindernd wirken. Entsprechende Präparate, zumeist als Saft oder Dragées, können Sie in der Apotheke erhalten. Bei Kopfschmerz kann das lokale Auftragen von Pfefferminz- oder Japanischem Heilpflanzenöl helfen, bei Muskelverspannung sind Massagen mit Arnika oder Jojobaöl hilfreich. Baldrian, Hopfen und Johanniskraut wirken allgemein entspannend und somit indirekt leicht schmerzlindernd.

Homöopathie

Auch wenn die homöopathische Behandlung eine individuelle und ganzheitliche Untersuchung und Befragung voraussetzt, gibt es doch einige Mittel, die sich bei speziellen Beschwerden bewährt haben. Die homöopathischen Mittel werden nach der Art und Entstehung des Schmerzes ausgesucht. Auch die Umstände, die zu einer Verbesserung oder Verschlechterung der Beschwerden führen, werden bei der Auswahl des Mittels berücksichtigt.

Arnika
Bei plötzlichen Schmerzen des Rückens, die durch Sturz, Prellung oder Unfall entstanden sind, hat sich Arnika bewährt (einmalige Dosis C 30 oder D 6 5 x täglich).

Rhus Toxikodentron
Hilft bei Schmerzen durch Verrenken, Verheben, nach Überanstrengung und bei rheumatischen Schmerzen oder nach Verkühlen. Besonders, wenn sich die Schmerzen bei feucht-kaltem Wetter verschlechtern und mit Wärme verbessern. Auch wenn die Schmerzen in Ruhe zunehmen und durch leichte Bewegung verbessert werden (einmalige Dosis C 30 oder D 6 5 x täglich).

Bryonia
Bei stechenden Beschwerden, die sich unter geringster Bewegung verschlimmern (einmalige Dosis C 30 oder D 6 5 x täglich).

Zincum
Bei Nackensteifigkeit, durch längeres Sitzen, Autofahren oder Reisen (einmalige Dosis C 30 oder D 6 5 x täglich).

Vorbereitung für den Arztbesuch

Dieser erste persönliche Selbstcheck ist aus zweierlei Gründen wichtig. Zum einen helfen Sie bei einem Arztbesuch Ihrem Arzt dadurch, Ihre Beschwerden besser und schneller einordnen zu können. Zum anderen lernen Sie für sich, Ihre Beschwerden wahrzunehmen, zu beobachten, in Zusammenhang mit Ihrer Umwelt zu sehen und ggf. Änderungen daran vorzunehmen.

Beantworten Sie also für sich folgende Fragen:
- Seit wann haben Sie Schmerzen oder Beschwerden?
- Wie trat der Schmerz auf: Ist er plötzlich oder langsam entstanden?
- Gibt es einen Erstauslöser des Schmerzes: Unfall, Sturz, ungeschickte Bewegung, ungewohnte Belastung, lange einseitige Beanspruchung?
- Wo genau sitzt der Schmerz, wohin strahlt er aus?
- Tritt der Schmerz immer an der gleichen Stelle auf oder wandert er?
- Wie empfinden Sie den Schmerz: ziehend, dumpf, krampfartig, brennend, stechend?
- Wie stark ist der Schmerz: leicht, mäßig, stark, unerträglich?
- Werden Ihre Beschwerden durch bestimmte Bewegungen verursacht oder verstärkt?
- Wie verhält sich der Schmerz im Tagesverlauf?
- Was machen Sie, um Ihre Beschwerden zu lindern? Wie wirkungsvoll sind diese Methoden?
- Erzwingen Ihre Beschwerden Einschränkungen in Ihrem Alltag (etwa bei Haus- oder Gartenarbeiten)?
- Haben Sie sonstige Beschwerden oder Veränderungen bei sich festgestellt (Taubheit an Armen und Beinen, Gefühlsstörungen, häufiges Einschlafen, Bewegungsstörungen, Probleme beim Wasserlassen oder Stuhlgang)?
- Wie lange können Sie gehen, sitzen und stehen? Bereiten Ihnen diese Tätigkeiten Probleme?
- Haben Sie Probleme beim Tragen oder Heben von Gegenständen?
- Verändern sich Ihre Beschwerden während Ihrer Arbeitstätigkeit?

- → Was machen Sie in Ihrer Freizeit?
- → Sind Ihre Beschwerden schon einmal untersucht worden?
- → Wenn ja, welche Ergebnisse liegen vor?
- → Welche Untersuchungen wurden bei Ihnen durchgeführt (Röntgenbilder, Computertomographien oder Kernspin-Aufnahmen)?

- → Welche Erkrankungen hatten Sie in der Vergangenheit?
- → Nehmen Sie regelmäßig Medikamente ein?
- → Haben Sie in der letzten Zeit Gewicht verloren, ohne dass Sie abnehmen wollten?
- → Schwitzen Sie nachts sehr stark? Müssen Sie Ihre Nachtkleidung deshalb wechseln?

Literaturverzeichnis

- Bierbach, E. (2000). Naturheilpraxis heute. Urban & Fischer, München
- Carriere, Beate (Hrsg. 2003). Beckenboden. Thieme Verlag, Stuttgart
- Cotta, H. (1988). Sport treiben! Gesund bleiben! Piper, München/Zürich
- Dittberner, K. (2000). Systematische Befundung der Wirbelsäule aus osteopathischer Sicht, Referat Mannheim
- Evjenth, O., Hamberg, J. (1991). Autostretching. Alfta Rehab, Alfta
- Greenman, P. (1996). Lehrbuch der Osteopathischen Medizin. Haug Verlag, Heidelberg
- Grönemeyer, D. (2004). Mein Rückenbuch. Zabert Sandmann, München
- Hecker, U. et al. (2002). Lehrbuch Akupunktur mit TCM-Modulen. Hippokrates, Stuttgart
- Jerosch, J. (Hrsg. 2000). Sensomotorik 2000. Pro Sympos Eigenverlag, Essen
- Kares, H. et al. (2001). Der etwas andere Kopf- und Gesichtsschmerz-CMD. Iccmo-Deutschland
- Kempf, H.-D. (Red.) (2005). Kursleitermappe – Ausbildung zum Rückenschullehrer. Forum Gesunder Rücken – Besser Leben, Wiesbaden
- Kempf, H.-D. (Hrsg.) (2003[2]). Rückenschule: Grundlagen, Konzepte und Übungen. Urban & Fischer, München
- Kempf, H.-D. (1990, 1995[24]). Die Rückenschule. Das ganzheitliche Programm für einen gesunden Rücken. Rowohlt, Reinbek
- Knebel, Herbeck et al. (1998). Funktionsgymnastik. Rowohlt, Reinbek
- Laubender, E. (2002). Sport und Freizeit – so hilft Ihnen die Homöopathie. Haug Verlag, Heidelberg
- MayoClinic (2004). Handbuch zur Selbsthilfe. Medeus Verlag, Grasbrunn/München
- Müller-Wohlfahrt, H.-W. (2000). So schützen Sie Ihre Gesundheit. Zabert Sandmann, München
- Panjabi, J. B. (1990). Clinical biomechanics of the spine. Lippincott Company, Philadelphia
- Pfeifer, K. (2004). Expertise zur Prävention von Rückenschmerzen durch bewegungsbezogene Interventionen. Expertise Bertelsmannstiftung, unveröffentlicht

- Pöntinen, Gleditsch et al. (2001). Triggerpunkte und Triggermechanismen. Hippokrates, Stuttgart
- Reichel, H.-S. et al. (1990). Die Wirbelsäule: Prävention & Rehabilitation durch Bewegung & Entspannung. Sportinform, Oberhaching
- Schmidt, S. (1993). Mensch, Körper, Krankheit. Jungjohann Verlag, Neckarsulm
- Schmidt, K. H. (1998). Medizinische Tests. Weltbild Verlag, Augsburg
- Schreckenbach, D. (2001). An jedem Zahn hängt immer auch ein ganzer Mensch. Burr, Nonnweiler-Otzenhausen
- Schwarz, A. (1994). Die ganzheitliche Rückenschule, Schwarz/Schweppe. Aurum Verlag, Braunschweig
- Van den Berg, F. (1999). Angewandte Physiologie 1. Thieme Verlag, Stuttgart/New York
- Van den Berg, F. (2001). Angewandte Physiologie 3. Therapie, Training, Tests. Thieme Verlag, Stuttgart
- Van den Berg, F. (2005). Angewandte Physiologie 5. Komplementäre Thearpien. Thieme Verlag, Stuttgart
- Wagner, H. (1998). Sanfte Hilfe durch Wickel und Umschläge. Südwest Verlag, München

Die Autoren

Hans-Dieter Kempf (www.dierueckenschule.de), Jahrgang 1960, studierte Physik und Sportwissenschaft an der Universität Karlsruhe. Er ist Lehrbeauftragter, Referent und Fachautor für zahlreiche Institutionen und betreut verschiedene Fitness- und Rehabilitationsgruppen in Karlsruhe. Er entwickelte 1986 die Karlsruher Rückenschule, ist im Vorstand des Forums Gesunder Rücken verantwortlich für die Ausbildung der Rückenschullehrer und maßgeblich beteiligt am Aufbau und der Weiterentwicklung der Rückenschulbewegung in Deutschland. Im Rowohlt Taschenbuch Verlag sind von ihm bereits erschienen «Die Rückenschule» (Nr. 9793), «Sitzschule» (Nr. 9715), «Trainingsbuch Fitnessball» (Nr. 9464), «Jetzt sitzen Sie richtig» (Nr. 60373), «Fit am Bildschirm» (Nr. 19892), «Trainingsbuch Thera-Band» (Nr. 9452), «Fit und schön mit dem Thera-Band» (Nr. 19479), «Krafttraining mit dem Thera-Band» (Nr. 19484), «Rückentraining mit dem Thera-Band» (Nr. 61001), «Die Herzschule» (Nr. 61009), «Der Hantel-Krafttrainer» (Nr. 61013), «Fit und schön mit Hanteln» (Nr. 61020), «Einfach fit und gesund» (Nr. 61391), «Hometrainer Fitness» (Nr. 61045), «Trainingsbuch Rückenschule» (Nr. 61618) und «Rückenschule für Kinder» (Nr. 61727). Seine Bücher sind in mehrere Sprachen übersetzt.

Dr. med. Marco Gassen, Jahrgang 1962, studierte Medizin in Aachen und Heidelberg, verschiedene Auslandsaufenthalte in England und Südindien. Schulmedizinische Ausbildung in konservativer Orthopädie, Unfallchirurgie und Anästhesie. Bereits studienbegleitend Weiterbildung in ganzheitlichen Heilverfahren, zunächst in Psychosomatik und traditionell chinesischer Medizin, später Sportmedizin, Chirotherapie und Osteopathie. 8-jährige Lehrerausbildung für altchinesische Bewegungskunst, Tai-Chi und taoistisches Yoga bei Rolf Weber in Frankfurt. Referenten- und Weiterbildungstätigkeiten für verschiedene Institutionen und Vereine. Nach mehrjähriger klinischer Tätigkeit seit 1997 selbständig in eigener Praxis in Wiesbaden (www.praxis-gassen.de) mit dem Schwerpunkt integrative und ganzheitliche Behandlungen bei orthopädischen Schmerzsyndromen. Im Rahmen seiner sportmedizinischen Tätigkeit Betreuung von Leistungs- und Freizeitsportlern mit Schwerpunkt Bewegungsanalyse und Therapie bei Laufsportbeschwerden.

Christian Ziegler, Jahrgang 1961, ist selbständig in Sportphysiotherapie und Osteopathie im Gesundheitszentrum Sportomed in Mannheim (www.sportomed.de). Sein Tätigkeitsschwerpunkt liegt in der Nachbehandlung von Sport- und Unfallverletzungen. Er ist als Betreuer im Breiten- und Hochleistungssport tätig, u. a. als Mitglied im medizinischen Stab der Nationalmannschaft des Deutschen Leichtathletik-Verbandes (DLV) sowie der Olympia-Mannschaft. Er übt Lehrtätigkeiten im Bereich der Funktionsgymnastik (Forum Gesunder Rücken) und der Sportphysiotherapie (ZVK und sport education) aus und war als Gastreferent auf verschiedenen Kongressen und Workshops tätig. Im Rowohlt Taschenbuch Verlag sind von ihm bereits erschienen «Trainingsbuch Thera-Band» (Nr. 9452) und «Trainingsbuch Rückenschule» (Nr. 61618).